Kohlhammer

Der Autor

PD Dr. med. habil. Andreas Schwarzkopf, Facharzt für Mikrobiologie und Infektionsepidemiologie, öffentlich bestellter und beeidigter Sachverständiger für Krankenhaushygiene, betreibt mit seiner Frau das Institut Schwarzkopf. Getreu seinem Motto »Kurz, Knapp, Knackig« werden pragmatische Lösungen dargestellt.

Andreas Schwarzkopf

Praktische Hygiene in der Pflege

Verlag W. Kohlhammer

1. Auflage 2020

Alle Rechte vorbehalten
© W. Kohlhammer GmbH, Stuttgart
Gesamtherstellung: W. Kohlhammer GmbH, Stuttgart

Print:
ISBN 978-3-17-036762-3

E-Book-Formate:
pdf: ISBN 978-3-17-036763-0
epub: ISBN 978-3-17-036764-7
mobi: ISBN 978-3-17-036765-4

Inhaltsverzeichnis

Abkürzungsverzeichnis

AMG	Arzneimittelgesetz
ART	Antiinfektiva, Resistenz und Therapie (Kommission am RKI)
BAM	Bundesanstalt für Materialforschung und -prüfung
BAuA	Bundesanstalt für Arbeitsschutz und Arbeitsmedizin
BfArM	Bundesinstitut für Arzneimittel und Medizinprodukte
BGW	Berufsgenossenschaft für Gesundheitsdienst und Wohlfahrtspflege
BiostoffV	Biostoffverordnung
CE	»Communauté Européenne = Europäische Gemeinschaft«
DGHM	Deutsche Gesellschaft für Hygiene und Mikrobiologie e. V.
DGKH	Deutsche Gesellschaft für Krankenhaushygiene e. V.
DGUV	Deutscher Gemeindeunfallversicherungs-Verband
DIN	Deutsches Institut für Normung
DVG	Deutsche Veterinärmedizinische Gesellschaft
EG 852/2004	Europäische Direktive zur Lebensmittelhygiene
EN	Europäische Norm
FFP	Filtering Face Piece
GefStoffV	Gefahrstoffverordnung
HA-MRSA	Hospital acquired MRSA
HIV	Human Immunodeficiency Virus (Humanes Immundefekt-Virus-»AIDS-Virus«)
HWI	Harnwegsinfekt
HWK	Harnwegskatheter
IfSG	Infektionsschutzgesetz

ISO	International Standards Organisation (engl.), weltweit gültige Normen
KBE	Koloniebildende Einheit, lebender Bakterien, die mit einem bestimmten Nachweisverfahren gefunden wurden.
KRINKO	Kommission für Krankenhaushygiene und Infektionsprävention beim Robert-Koch-Institut
LAGA	Länderarbeitsgemeinschaft Abfall (aus Einrichtungen des Gesundheitsdienstes)
LA-MRSA	Lifestock associated MRSA (aus der Massentierhaltung)
LFGB	Lebensmittel-, Bedarfsgegenstände- und Futtermittelgesetzbuch
LVRE	Linezolid- und Vancomycin-resistente Enterokokken
MPBetreibV	Medizinproduktebetreiberverordnung
MPG	Medizinproduktegesetz
MRE	Multiresistente Erreger
MRGN	Multiresistente gramnegative (Stäbchen): Sammelbezeichnung
MRSA	Methicillin-resistente Staphylococcus aureus
MRSE	Methicillin-resistente Staphylococcus epidermidis
NI	Nosokomiale (im Haus erworbene) Infektion
n. n.	nicht nachweisbar
NTM	Nicht tuberkulöse Mykobakterien (z. B. Mycobacterium marinum)
RDG	Reinigungs- und Desinfektionsgerät
RDG-E	Reinigungs- und Desinfektionsgerät für Endoskope
RKI	Robert-Koch-Institut, dieses Bundesinstitut ist für die Infektionsverhütung in der Bundesrepublik Deutschland zuständig. Das Institut verfügt über mehrere Expertengruppen.
STIKO	Ständige Impfkommission, gibt Empfehlungen zur Impfung von Kindern und Erwachsenen heraus.
RLT	Raumlufttechnische Anlage
SGB	Sozialgesetzbuch
Tb oder Tbc	Tuberkulose
TRBA	Technische Regeln »Biologische Arbeitsstoffe«
TRGS	Technische Regeln für Gefahrstoffe

TrinkwV	Trinkwasserverordnung
UBA	Umweltbundesamt
UV	Ultraviolette Strahlung
VAH	Verbund für angewandte Hygiene e. V. (gibt seit 2005 die ehemalige DGHM-Desinfektionsmittelliste heraus)
VDI	Verein Deutscher Ingenieure
VHD	Vereinigung der Hygienefachkräfte Deutschlands
VRE	Vancomycin-resistente Enterokokken (ohne Linezolidresistenz)

Piktogramme

 Definition Information

§ Gesetzestext

1   Einleitung

In den letzten Jahren hat sich Hygiene zunehmend zu einem anspruchsvollen Fach entwickelt. Die Hygienepläne werden komplexer und die Rechtslage umfangreicher. Kein Wunder, dass sich manche Pflegekräfte mit einem Bein im Gefängnis wähnen. Aber, Hygiene hat auch viel mit gesundem Menschenverstand zu tun. Was aber, wenn Pflegeschüler Fragen stellen? Oder Angehörige eine Beratung zum Thema Wäsche und Skabies haben wollen? Da stellt sich schnell heraus, dass die eigene Ausbildung schon eine ganze Weile her ist.

Bedingt durch die Reduktion erfahrener Fachleute kann man auch nicht immer gleich fragen. Also:

»Selbst ist die Pflegekraft« und sieht einfach schnell nach.

Dieses Büchlein bietet Inhalte des Hygieneplans, Rechtsgrundlagen und Praxistipps für Pflegehelfer, Pflegekräfte, Altenpflegekräfte (stationär und ambulant), MFA beim ambulanten Operieren, aber auch für Personal, ohne besondere Hygienezusatzausbildung und Medizinstudierende im Pflegepraktikum.

Personal mit kürzerer Hygieneausbildung, etwa Hygienebeauftragte in der Pflege (Krankenhaus) oder Hygienebeauftragte in der Altenpflege können dieses Büchlein als aktuelle, schnelle Vor-Ort Schulungs- und Argumentationshilfe nutzen. Der Autor vertritt die Fächer Hygiene und Medizinische Mikrobiologie seit über 30 Jahren in voller Breite und würde sich freuen, wenn dieses Pflege Kompakt-Buch allen eine Hilfe wäre.

2 Grundlagen der Mikrobiologie

Definitionen

Manifestationsindex: Anzahl der an einer Krankheit Erkrankten bezogen auf die mit dem gleichen Erreger Infizierten, Angabe in Prozent.

Inzidenz: Neuauftreten einer bestimmten Erkrankung in einer Population innerhalb eines Untersuchungszeitraumes, Angabe in Prozent.

Prävalenz: Anzahl Infizierter an einem bestimmten Stichtag.

Letalität: Zahl der an einer bestimmten Erkrankung Verstorbenen bezogen auf die Erkrankten (%).

Inkubationszeit (IKZ): Zeit zwischen der Aufnahme des Erregers (Infektion) und dem Auftreten der ersten Krankheitssymptome.

Latenzzeit: Anderes Wort für Inkubationszeit, bezogen auf Toxinwirkung oder auch bei viralen Infektionen verwendet.

Kontamination: Haften von Krankheitserregern ohne Vermehrung auf der Haut oder Gegenständen.

Kolonisation: Haften von Krankheitserregern mit Vermehrung auf der Haut, Schleimhaut, Wunden oder Gegenständen.

Biofilm: Bakterielle Siedlungsform in einer Glycokalix oder Matrix, die Schutz vor Antibiotika und Antiseptika bietet.

Superinfektion: Erneute Infektion mit dem gleichen Erreger innerhalb kurzer Zeit, führt zum Rezidiv.

Sekundärinfektion: Zusätzliche Infektion mit einem anderen Erreger, z. B. ausgehend von einer Parainfluenzavirus-Infektion (Schnupfen) eine Zweitinfektion mit Pneumokokken (eitrige Bronchitis).

2.1 Bakterien

Bakterielle Infektionen stellen die Mehrheit der während des Aufenthalts in Einrichtungen des Gesundheitsdienstes entstehenden (nosokomialen) Infektionen. Die generell verminderte Abwehrlage sowie ggf. bestehende Multimorbidität von Patienten oder Bewohnern mit entsprechender Medikation macht sie zu willkommenen »Wirten« für Bakterien.

Bakterien können mit ihrem Stoffwechsel auf unbelebten Flächen, z. B. in trockenen Textilien, Bettdecken, Arbeitsflächen, Tischen etc., zum Teil aber monatelang überleben und infektionstüchtig bleiben.

Sie vermehren sich am besten bei Temperaturen um 36°C und tolerieren beträchtliche Temperaturschwankungen. Potentiell humanpathogene Bakterien vermehren sich in der Regel in einem pH-Bereich von 6–9.

Bei Bakterien unterscheiden wir *fakultativ* (nur unter bestimmten Bedingungen krankmachende) und *obligat* (bei Erreichen der Infektionsdosis immer krankmachende) *pathogene Gattungen*. Während fakultativ pathogene Bakterien in der Regel zu den Mikrobiomen des Menschen (wie z. B. E. coli) zählen, gehören die obligat pathogenen nicht dazu und kommen oft auch aus der Umwelt (z. B. Pseudomonas, Acinetobacter).

Sporenbildung (Dauerformen zur Vermehrung) ermöglicht den bildenden Bakterien eine relative Resistenz gegen Hitze und Desinfektionsmittel (mit Ausnahme der Aldehyde und Perverbindungen). Typische Sporenbildner sind Clostridioides (vormals Clostridium) difficile, Clostridium perfringens und Bacillus cereus.

2.1.1 Kolonisationsmodell Biofilm

Biofilme sind Lebensgemeinschaften an Grenzflächen (z. B. Wundgrund, Endoprothesen-Gewebe) Typische Biofilme finden sich z. B. in Wasser- und Abwasserleitungen. Auf z. B Wunden entstehen Biofilme durch die Anlagerung von zunächst wenigen Bakterien der gleichen Art, die sich mittels ihrer Haftorgane (Pili) auf den Wundgrund setzen. Über Botenstoffe sind sie in der Lage, sich gegenseitig wahrzunehmen (Quorum Sense), dann folgt eine »Schleimbildung« (EPS = Extrazelluläre Polysaccharid Schleime aus Exopolysacchariden, Alginaten und Dextranen). Wissenschaftlich ausgedrückt wird dieser Schleim als Matrix oder Glycocalix bezeichnet und bewirkt:

- Schutz der Bakterien vor der Einwirkung von Antibiotika (Toleranz).
- Schutz der Bakterien vor der Einwirkung von Antiseptika.
- Anlagerung auch von Bakterien, die sich sonst nicht ohne weiteres auf dem Wundgrund hätten ansiedeln können.
- Schutz der Bakterien vor Zellen und Wirkmolekülen der körpereigenen Abwehr.

Innerhalb des Biofilms entsteht ein Gleichgewicht zwischen den besiedelnden Bakterien. Dabei können die Bakterien wechselseitig Stoffwechselprodukte für sich verwenden oder, andere Bakterien schädigen und zerstören.

2.1.2 Multiresistente Erreger

Multiresistente Erreger vereinen in sich verschiedene Resistenzmechanismen. So können sie beispielsweise mit Enzymen Antibiotikamoleküle zerstören (MRGN-Enterobakterien), durch Wandveränderungen die Zielproteine von Antibiotika unbrauchbar machen (MRSA) oder Antibiotika entweder gleich den Eintritt in die Zelle verwehren oder einmal aufgenommene Moleküle wieder aus der Zelle ausschleusen (Pseudomonas aeruginosa).

Derzeitige besonders auffällige multiresistente Erreger sind Staphylococcus aureus als Methicillin-resistente S. aureus (MRSA), Enterococcus species (vor allem E. faecium als Vancomcin- bzw. selten Linezolid und Vancomycin resistente Enterokokken (VRE bzw. LVRE) und verschiedene multiresistente gramnegative Stäbchen (MRGN) (▶ Tab. 1). Mehr dazu siehe in Abschnitt 14.1.1 (▶ Kap. 14.1.1).

Tab. 1: Einfache Übersicht der multiresistenten Erreger

	MRSA	VRE/LVRE	Entero-bacterales*	Pseudo-monas*	Acineto-bacter*	M. tuberculosis
Kontagiösität	Mittel	Hoch	Mittel	Gering	Hoch	Hoch
Virulenz für Risikopatienten	Mittel	Gering	Mittel	Mittel	Mittel	Hoch
Habitat	Haut, Nasenvorhof	Darm, Harnröhrenmündung	Darm, Harnröhrenmündung	Wasser, Flüssigkeiten	Umwelt (Pflanzen, Erde)	Lunge, seltener Haut oder andere Organe
Übertragungswege (häufig)	Hände, Inventar, Medizinprodukte	Fäkal-oral, Hände, Medizinprodukte, Inventar	Fäkal-oral, Hände, Medizinprodukte, Inventar	Hände, Aerosole, Medizinprodukte, Inventar	Hände, Medizinprodukte, Flächen, Inventar	Aerogen, Wunden
Typische Infektionsorte	Haut, Wunden, Atemwege, Selten Urin	Urin, Wunden	Urin, Wunden, Atemwege bei Beatmeten	Atemwege, Wunden, Urin	Atemwege, Wunden, Urin, Haut (Kolonisation)	Atemwege, Haut, Niere, Meningen

*) als 3MRGN, 4MRGN

2.2 Pilze

Die medizinisch relevanten Pilze werden in drei Gruppen eingeteilt:

2.2.1 Hefe- oder Sprosspilze

Fakultativ pathogene Hefepilze, z. B. *Candida* species werden von vielen Menschen im Darm getragen und haben in geringeren Mengen keinen Krankheitswert. Allerdings können sich die Hefen stark vermehren, z. B. nach Antibiotikagaben und eine *Soorerkrankung* kann die Folge sein. Befallen werden auch Zunge und Wangenschleimhaut, kenntlich durch weißliche Beläge. Auch Hautinfektionen – vor allem in feuchten Hautfalten und Windeldermatitis – mit Hefepilzen kommen vor. Katheter- und Portinfektionen führen zu einer Fungämie, die durch unregelmäßiges, oft im Zusammenhang mit Infusionen bzw. Katheternutzung, auftretendes Fieber auffällt. Hefepilze vermehren sich durch Abschnüren von Tochterzellen und können *Pseudomycel* bilden, mit dem sie in tiefere Gewebsschichten eindringen können.

2.2.2 Schimmelpilze

Diese Gruppe stört durch lästiges Wachstum an feuchten Wänden oder auf Lebensmitteln. Einige Spezies (*Aspergillus*, Mucor z. B.) können sehr wohl Infektionen auslösen, dies aber in der Regel nur bei stark abwehrgeschädigten Menschen. Einige von ihnen erzeugen krebserregende Toxine, weswegen verschimmelte Lebensmittel verworfen werden müssen. Pilzbesetzte Wände in Gebäuden müssen saniert werden, da disponierte Menschen Allergien gegen Pilzelemente und Stoffwechselprodukte entwickeln. Neben Feuchtigkeit in Mauerwerk (Wänden) kommen als Quelle für Schimmelpilzsporen unter anderem auch Klimaanlagen oder nicht sachgerecht gelagerte Abfälle in Frage, ebenso auch Erde oder Blähtonperlen (Topfpflanzen). Dennoch müssen *Topfpflanzen* und Hydrokulturen nicht völlig aus Krankenhäusern verbannt werden. Sie dürfen im Empfangs- und Wartebereich platziert werden, nicht jedoch auf Intensivstationen oder Hämatologisch/onkologischen Stationen. Schimmelpilze verfügen über Nähr-, Luft- und Vermehrungsmyzel und vermehren sich über Sporen, die jedoch im Gegensatz zu bakteriellen Sporen keine wesentlich höhere Resistenz gegen Desinfektionsmittel aufweisen.

2.2.3 Dermatophyten

Diese von der Struktur her den Schimmelpilzen ähnelnde, auf Haut, Haare und Nägel von Mensch und Tier spezialisierte Pilzgruppe ist überall verbreitet. Infektionen treten am häufigsten als »Fußpilz« bzw. »Nagelpilz« in Erscheinung. Ihre sporenähnlichen Vermehrungsköper werden als Konidien bezeichnet. Im medizinischen Bereich sind vor allem sanitäre Einrichtungen betroffen (Bäder, Duschen, etc.). Die häufigsten Infektionen mit Pilzen in Pflegeeinrichtungen sind Dermatophyteninfektionen von Haut und Nägeln.

2.3 Parasiten

Unterschieden werden *Endoparasiten* (im Körperinneren, meist im Darm) und *Ektoparasiten* an der Körperoberfläche. Während Infektionen mit großen Bandwürmern wie Taenia solium oder Taenia saginata heute selten sind, werden über Haustiere z. B. noch Spulwürmer übertragen. Einzeller wie *Amöben* und *Flagellaten* finden sich in Oberflächengewässern und können nach dem Schlucken von Wasser Infektionen auslösen.

2.3.1 Endoparasiten

- Einzeller (z. B. Amöben, Giardia lamblia, Toxoplasma gondii)
- Würmer (z. B. Spulwürmer, Bandwürmer, Fadenwürmer)

Diese werden bei haushaltsüblichen Hygienemaßnahmen nicht von Mensch zu Mensch übertragen. Normale Reinigungsmaßnahmen verhindern ein Überleben der Parasiten auf Flächen, eine Übertragung ist so gut wie ausgeschlossen. Desinfektionsmittel wirken – wenn überhaupt – nur eingeschränkt auf Parasiten.

2.3.2 Ektoparasiten

- Läuse (Kopflaus, Filzlaus, Kleiderlaus)
- Krätzmilbe Skabies
- Flöhe

Zur Vermeidung der Übertragung gehört Schutzkleidung, vor allem Handschuhe und Schutzkittel, da die Infektion über Kontakte erfolgt.

2.4 Viren und Prionen

Viren unterscheiden sich von den bisher genannten Erregergruppen dadurch, dass sie über keinen eigenen Stoffwechsel verfügen. Daher benötigen sie Rezeptoren durch die die Viren in ihre Wirtszellen gelangen. Für hygienische Belange ist die Unterscheidung zwischen *behüllten* (das Erbgut umhüllendes Kapsid mit zusätzlicher Hülle und *unbehüllten* (Kapsid ohne zusätzliche Hülle, z. B. Rezeptorfunktion durch Spikes) Viren. Unbehüllte oder nackte Viren sind umweltstabiler und relativ resistent gegen Desinfektionsmittel.

2.4.1 Behüllte Viren

Hepatitis-B-Virus (HBV), Hepatitis-C-Virus (HCV), die Herpesviren und damit auch das Windpocken und Gürtelrose erregende Varicella-Zoster-Virus (VZV) sowie das Humane Immundefizienz-Virus (HIV) gehören dazu, weiterhin auch Influenzaviren, Parainfluenza und RSV (Respiratory-Syncytial-Virus) gehören zu den behüllten Viren.

2.4.2 Unbehüllte (nackte) Viren

Häufige Ausbruchserreger aus dieser Gruppe sind das Noro- und das Rotavirus. Zu den klinisch relevanten Viren gehört auch das Papova-Virus (z. B. Dornwarzen) und die Adenoviren (z. B. Keratoconjunctivitis epidemica), Coxsackie-, ECHO-, Enteroviren, Hepatitis A-Virus und sich das in Deutschland ausbreitende Hepatitis-E-Virus (▶ Abb. 1).

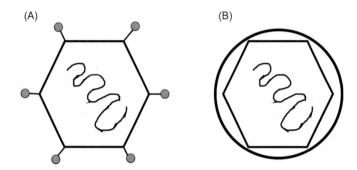

Abb. 1: Unbehülltes Virus (A) mit Spikes, die an den Rezeptor an der Zelle andocken und so dem Virus das Eindringen in die Zelle ermöglichen. (B) zeigt ein behülltes Virus, dass zusätzlich zum Kapsid (Sechseck) als Hülle für das Erbgut (DNA oder RNA) eine weitere, gegen Desinfektionsmittel recht empfindliche Hülle zeigt.

2.4.3 Prionen

Prionen sind infektiöse Eiweißmoleküle, deren »Erbmasse« auf menschlichen Chromosomen liegt. Vermutlich vermehren sie sich durch Umfalten von physiologischen Proteinen der Prionengruppe, denen eine bedeutende Funktion in Desmosomen (Zell-Zell-Kontakstellen) zukommt.

Die folgende Abbildung stellt die Hypothese der Vermehrung der Prionen dar:

Die natürlichen, nötigen Prionen (Quadrate) werden durch ein Gen z. B. auf Chromosom 20 kodiert und kommen als Dimere (zwei miteinander verbundene gleiche Moleküle) vor. Werden nun z. B. mit der Nahrung pathogene Prionen (Dreiecke) aufgenommen, kommt es zum Andocken an physiologische Prionen mit dem Ergebnis der Umfaltung zu einem pathogenen Dimer (▶ Abb. 2).

Beispiele sind BSE (»Rinderwahn«), die infektiöse Form der Creutz-feld-Jakob-Erkrankung und deren neue Variante nCJK, die aber in Deutschland nicht aufgetreten ist.

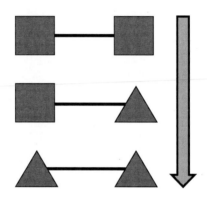

Abb. 2: Prionen

2.5 Übertragungswege

Für gezielte Hygienemaßnahmen ist es sehr wichtig, den Übertragungsweg bzw. die *Übertragungswege* der jeweiligen Erreger zu kennen (▶ Tab. 2).

Tab. 2: Beispiele für Übertragungswege

Erreger	Übertragungsweg (hauptsächlich)	Aktivität auf Flächen	Zeiten vor/nach Symptombeginn
Influenza	Aerogen, Kontakt, Hände	Stunden, in Wasser Monate	- 24h/ca. 5–7 Tage
Hepatitis B, C, HIV	Blut, Sex, Kontakt	7–14 Tage	Chronisch, d. h. ggf. lebenslang
Noro-/ Rotaviren	Aerogen bei Erbrechen, fäkal-oral, Hände	Tage	ca. 4 Tage
MRSA	Hände, Inventar,	> 3 Monate	bis Sanierung
Krätzmilbe Skabies	Kontakt, Textilien, Polstermöbel …	3–5 Tage	ca. 1 Woche bis Sanierung
Candida	Endogen, sexuell	mehrere Stunden	bis Sanierung bei Genitalmykose
Pseudomonas, Burkholderia, Stenotrophomonas	Wasseraerosol, Hände Absaugaerosol bei Tracheakolonisation	Tage bis Wochen	bis Therapie abgeschlossen
Legionellen	Wasseraerosol	in Leitungssystemen permanent bis zu deren Sanierung	Übertragung durch Aerosole
Campylobacter, Salmonellen	Lebensmittel, Flächen	Tage bis Wochen	Übertragung bei Hygienedefiziten ab Symptombeginn

2.6   Grundlagen des Impfens

Die *Impfungen* sollen durch die Verabreichung von toten Erregern, deren Toxine oder bestimmter Stücke (Antigene) die körpereigene Abwehr prophylaktisch auf potentielle Angriffe von Erregern vorbereiten.

2.6.1   Lebendimpfung

Hier kommen zwar lebende Erreger zum Einsatz, deren Virulenz ist jedoch zur Bedeutungslosigkeit geschrumpft. Eine andere Möglichkeit ist der Einsatz von apathogenen Bakterien, die ein identisches Antigenmuster wie pathogene Bakterien der gleichen Gattung haben. Ein Beispiel hierfür ist die Impfung gegen Masern, Mumps, Röteln u. a.

2.6.2   Totimpfung

Hier werden tote Erreger oder auch nur Teile von Erregern eingeimpft. Beispiele hierfür sind gentechnische Impfstoffe gegen Hepatitis B oder der Polioimpfstoff, der heute nicht mehr als Schluckimpfung zur Verfügung steht.

2.6.3   Toxoidimpfung

Bei Bakterien, die durch ein von ihnen produziertes Toxin Krankheiten hervorrufen, wird, soweit möglich, ein Toxoid-Impfstoff verwendet, also ein chemisch modifiziertes Toxin eingesetzt. Die klassischen Toxoidimpfungen sind Diphtherie und Tetanus.

2.6.4   Aktive Impfung

Lebend- und Tot- sowie Toxoidimpfung sind sogenannte aktive Impfungen, d. h. der Körper muss selbst die Antikörper gegen die entsprechenden Erregerantigene bilden. Da die nach erfolgreichen Impfungen gebildeten Gedächtniszellen im Laufe der Zeit absterben, müssen die meisten Impfungen mehrmals hintereinander durchgeführt und gemäß dem aktuellen Impfplan der Ständigen Impfkommission am Robert-Koch-Institut (STIKO) aufgefrischt werden.

2.6.5 Passive Impfung

Bei der passiven Impfung werden fertige Antikörper verabreicht. Der Sinn der passiven Impfung ist es, mit Hilfe der fertigen Antikörper die Zeit bis zur Bildung der körpereigenen Antikörper zu überbrücken. Damit ist der Körper vor einer Infektion vorübergehend (ca. 6 Wochen) geschützt. Eine passive Impfung hält jedoch nur etwa vier bis sechs Wochen an.

2.6.6 Simultanimpfung

Das gleichzeitige Verabreichen von aktivem und passivem Impfstoff wird als Simultanimpfung bezeichnet. Wird heute nur noch selten und dann meist bei unklarem Status zu Tetanus durchgeführt.

2.6.7 Impfempfehlungen

Die Ständige Impfkommission beim Robert-Koch-Institut (STIKO) gibt einen Impfplan für Kinder, Jugendliche und Erwachsene heraus. Welche Impfungen speziell für Pflegepersonal, auch Schüler und Praktikanten sinnvoll sind, kann Anhang 3 der TRBA 250 entnommen werden. Eigentlich sind alle sinnvoll, empfehlenswert sind aber mindestens:
Routinemäßig: Tetanus (Wundstarrkrampf), Diphtherie, Pertussis
Falls Infektion nicht bereits in Kindertagen durchgemacht:

- *Vor der Pubertät, vor allem bei Mädchen:* Varizella-Zoster-Virus, Röteln, Masern, Menigokokken, ggf. Humanes Papillomvirus
- *Vor der Pubertät, vor allem bei Jungen:* Masern, Mumps, Meningokokken, ggf. Humanes Papillomvirus

In Risikogebieten: FSME
Alter über 60 Jahre: Pneumokokken, Herpes Zoster

3 Organisation der Hygiene in medizinischen und Gemeinschaftseinrichtungen

3.1 Personal und Haftung

Haftungsrechtlich verantwortlich für die Hygiene ist nach §§ 23 Abs. 3 (medizinische Einrichtungen) bzw. 36 (Heime und Gemeinschaftseinrichtungen) IfSG die Leitung der Einrichtung. Diese Verantwortung kann nicht auf Hygienebeauftragte delegiert werden. Die Leitung muss alle Hygieneplandokumente mit Unterschrift in Kraft setzen, dann gelten sie als arbeitsrechtlich verbindliche Arbeitsanweisungen, ein Verstoß kann eine Abmahnung oder auch die fristlose Kündigung nach sich ziehen.

Die Hygiene in der Praxis vollzieht entsprechend weitergebildetes Pflegepersonal, in medizinischen Einrichtungen auch die Ärzteschaft nach einem 40-stündigen Fortbildungskurs. Folgende Funktionen werden vorgehalten:

Ärztliche Direktion (Einrichtungen nach § 23 Abs. 3 IfSG)

Die ärztliche Direktion ist fachlich verantwortlich für die Hygiene im Haus und Vorsitz der Hygienekommission. Allerdings handelt jeder Mitarbeitende auch eigenverantwortlich.

Hygienefachkraft (HFK, Einrichtungen nach § 23 Abs. 3 IfSG)

Die Hygienefachkraft ist eine Pflegekraft und verfügt in der Regel über ein abgeschlossenes Examen als Gesundheits- und Krankenpfleger(in) sowie eine mindestens dreijährige Berufspraxis. Mit mindestens 720 Stunden zusätzlicher Theorie und bis zu 30 Wochen Praktikum wird sie für ihr Amt als Hygienefachkraft geschult. Die Aufgaben der Hygienefachkraft bestehen in der Zuarbeit für den hygienebeauftragten Arzt, z. B. beim Führen der Infektionsstatistik oder den mikrobiologischen Kontrollen des Hygienestandards. Weiterhin kontrolliert sie die laufenden Maßnahmen, z. B. Isolierungsmaßnahmen auf den Stationen nach Vorgaben des von der Hygienekommission beschlossenen Hygieneplans.

Der Krankenhaushygieniker (Hygieniker, Einrichtungen nach § 23 Abs. 3 IfSG)

Der Krankenhaushygieniker ist ein entsprechend qualifizierter Facharzt für Mikrobiologie, Virologie und Infektionsepidemiologie oder für Hygiene und Umweltmedizin oder auch ein mit einer entsprechenden Zusatzausbildung versehener anderer Facharzt. Seine Aufgabe ist es, die Einrichtung in allen Fragen der Hygiene zu unterstützen. Entscheidend ist dabei die Zusammenarbeit mit den behandelnden Ärzten zur Erstellung von patientenindividuellen Risikobewertungen. Im laufenden Betrieb kontrolliert er die Hygienepläne, bewertet die Laboruntersuchungen, gibt Stellungnahmen zu einzelnen Fragestellungen ab, unterstützt die behandelnden Ärzte bei der antiinfektiven Therapie und nimmt an der Hygienekommissionssitzung teil. Für die anderen mit Hygiene betrauten Personen ist er der Ansprechpartner im Hintergrund. Er steht auch dem Betriebsarzt zu Auskünften zur Verfügung, falls benötigt.

Hygienebeauftragte(r) Ärztin/Arzt (Einrichtungen nach § 23 Abs. 3 IfSG)

Im Idealfall handelt es sich um eine Oberärztin oder Oberarzt des Krankenhauses, die dieses Amt allerdings zusätzlich zu der eigentlichen klinischen Tätigkeit z. B. in der Chirurgie ausübt. Naturgemäß bleibt also für diese Zusatzaufgabe relativ wenig Zeit. Doch als Ansprechpartner für die Hygienefachkraft, den Krankenhaushygieniker und Kontakt zur Ärzteschaft ist diese Funktion unverzichtbar.

Hygienebeauftragte Pflegekräfte (Einrichtungen nach § 23 Abs. 3 und § 36 IfSG)

Hygienebeauftragte Pflegekräfte für die einzelnen Stationen und Funktionsbereiche in medizinischen Einrichtungen unterstützen die Hygienefachkraft als Multiplikatoren. Sie stehen als Vermittler zwischen der Hygienefachkraft und dem Stationspersonal und unterstützen die Hygienefachkraft durch Überwachungs- und Beratungsleistungen vor Ort.

In Heimen und Gemeinschaftseinrichtungen stehen Hygienebeauftragte in der Pflege in Stabsstellenfunktion für die Leitung für alle anfallenden Aufgaben zur Verfügung. Da sie keine Hygienefachkraft und Hygieniker zur Verfügung haben, sollten sie mindestens jährlich die Gelegenheit zum Besuch einer Fortbildungsveranstaltung haben (▶ Abb. 3).

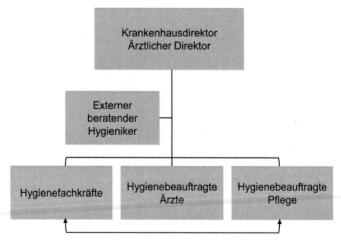

Abb. 3: Beispiel für ein Organigramm im Hygieneplan. Alle Genannten sind Mitglied der Hygienekommission.

Außer der haftungsrechtlich verantwortlichen Leitung, der ärztlichen Direktion, dem hygienebeauftragten Arzt, der Hygienefachkraft und dem Krankenhaushygieniker gehören zur Hygienekommission folgende Personen: Die Pflegedienstleitung, Hauswirtschaftsleitung, Küchenleitung, Leiter des technischen Betriebes, der Apotheker, der Betriebsarzt, ein Vertreter der Verwaltung, Chefärzte und Abteilungsleiter, ggf. Belegärzte, soweit mit betroffen sowie gegebenenfalls hinzu geladene Sonderfachleute wie Architekten und Vertreter des öffentlichen Gesundheitsdienstes.

In Heimen und Gemeinschaftseinrichtungen besteht die Hygienekommission aus:
Der haftungsrechtlich verantwortlichen Leitung, die Pflegedienstleitung, die Hauswirtschaftsleitung, Hausmeister, Hygienebeauftragte in der Pflege und soweit mit betroffen: Küchenleitung, geladene Sonderfachleute wie Architekten und Vertreter des öffentlichen Gesundheitsdienstes.

Die Hygienekommission verabschiedet alle Hygieneregeln für das Haus, Beschlüsse der Hygienekommission sind für alle Mitarbeiter des Hauses verbindlich, wenn sie von der Leitung gegengezeichnet und den Mitarbeitern entsprechend zur Kenntnis gebracht wurden.

3.2 Der Hygieneplan

Der *Hygieneplan* im Sinne der §§ 23 und 36 IfSG ist eine Sammlung von Hygieneanweisungen, die jedem Mitarbeiter zur Kenntnis gebracht wird. Neben den Richtlinien für Krankenhaushygiene und Infektionsprävention des Robert-Koch-Institutes setzt er auch zahlreiche andere Vorgaben um, beispielsweise Unfallverhütungsvorschriften der Berufsgenossenschaften und verschiedene Normen.

Ziel des Hygieneplans ist es, alle hygienisch relevanten Tätigkeiten in übersichtlicher Form und nachvollziehbar darzustellen. Typische

Teile eines Hygieneplanes sind Personalhygiene (Arbeitskleidung, Schutzkleidung, Händehygiene), Patientenisolierung (wie unterbreche ich Infektionswege bei Infizierten), ein Reinigungsplan, ein Desinfektionsplan für die unterschiedlichen Desinfektionsformen (Hände, Haut, Flächen, Instrumente) und er kann weitere Anweisungen z. B. für bestimmte Medizingeräte enthalten. Weiterhin enthält er Ansprechpartner für während der Arbeit auftretende Fragen. In einem Organigramm ist die Hygieneorganisation aufgezeigt.

Jedes Hygieneplandokument durchläuft folgenden Zyklus:

- Ist-Erfassung
- Risikoanalyse und Risikobewertung
- Analyse Empfehlungen KRINKO/ART, Landeshygieneverordnung, TRBA 250, AWMF-Leitlinien, Expertenstandards DNQP
- Entwerfen des Dokuments
- Verabschiedung in der Hygienekommission
- In Kraft setzen durch den haftungsrechtlich verantwortlichen Leiter der Einrichtung
- Schulung und dokumentierte Kenntnisnahme der Mitarbeiter
- Evaluation nach spätestens einem Jahr
- Ggf. Revision

Jedes Hygieneplandokument klärt die folgenden Fragen:

1. Ziel (Worum geht es?)
2. Ansprechpartner mit Stellvertreter (Wen kann ich fragen?)
3. Rechtsgrundlagen (Wo steht das?)
4. Voraussetzungen (Was muss vorbereitet werden?)
5. Durchführung (Wie mache ich das?)
6. Abschluss der Arbeiten (Aufräumen, Aufbereiten, Entsorgung)
7. Störungen und Gegenmaßnahmen (Fehler beseitigen)
8. Dokumentation (Wo, Wie, Wer?)

Bei guter Zugänglichzeit kann der Hygieneplan im Intranet hinterlegt werden. Ausgehängt werden müssen der Reinigungs- und Desinfektionsplan (z. B. im unreinen Raum) und der Hautschutzplan (neben Waschplätzen, die von Personal genutzt werden).

4   Personalhygiene

4.1   Rechtsgrundlagen

Die Personalhygiene dient einerseits dem Patientenschutz und findet
daher in den nach § 23 Abs. 3 Infektionsschutzgesetz (IfSG) relativ
verbindlichen Empfehlungen der Kommission für Krankenhaushygiene und Infektionsprävention am Robert-Koch-Institut in Berlin
(KRINKO/RKI) stets Beachtung. Wichtig sind in diesem Zusammenhang die Empfehlungen »Händehygiene in Einrichtungen des Gesundheitsdienstes« (2016) und für den Pflegebereich »Infektionsprävention in Heimen« (2005)

Natürlich dient Personalhygiene auch dem Arbeitsschutz. Das
diesbezügliche Regelwerk besteht aus der Biostoff-Verordnung (BiostoffV) sowie den dazugehörigen »Technischen Regeln für Biologische
Arbeitsstoffe« (TRBA). Von diesen ist die TRBA 250 besonders relevant.

Dazu kommen noch die Regeln der DGUV (Deutsche gesetzliche Unfallversicherung) und der Berufsgenossenschaft für Gesundheitsdienst und Wohlfahrtspflege (BGW), die hier inhaltlich formal und fachlich der TRBA 250 entsprechen.

4.2 Dienst- und Schutzkleidung

Dienstkleidung oder *Arbeitskleidung* ist das, was bei der Arbeit getragen wird. Auf Aussehen, Beschaffenheit und Farbe kommt es rechtlich gesehen nicht an. Auch Privatkleidung kann Arbeitskleidung sein, z. B. bei Psychotherapeuten. Eingebürgert haben sich in der Pflege der Kasack mit Taschen, aber ohne Knopfleiste sowie Hosen und Schuhe, die speziell bei der Arbeit getragen werden. Hinzu kann ein Arztkittel kommen, der gleichzeitig eine Schutzfunktion hat. Dienstkleidung ist in aller Regel namentlich gekennzeichnet.

In der ambulanten Pflege, z. T. auch in Altenheimen, muss die Arbeitskleidung privat beschafft und zu Hause gewaschen werden. Nach TRBA 250 ist dies aber verboten, wenn eine Kontamination der Arbeitskleidung vorliegt, diese ist dann durch den Arbeitgeber desinfizierend zu reinigen (Ziffern 4.2.7 und 5.1 TRBA 250). Dies gilt auch in der ambulanten Pflege. Daher muss auf der Tour immer Ersatzkleidung und ein geeigneter keimdichter Entsorgungssack für die kontaminierte Arbeitskleidung mitgeführt werden (Ziffer 5.1 TRBA 250).

Bereichskleidung ist farblich gekennzeichnete Arbeitskleidung für definierte Bereiche, in der Regel Kasack und Hose, ggf. auch Bereichsschuhe als Arbeitsschutzmittel.

Bereichskleidung muss im OP getragen werden und dient der Verminderung des Keimeintrages. Folgerichtig darf der OP-Trakt nicht mit dieser Kleidung verlassen werden, falls dies doch nötig war, ist eine Neueinschleusung erforderlich.

Bereichskleidung kann aber auch dem Schutz des Personals dienen, da sie als Poolwäsche schnell gewechselt werden kann. Dies ist sinnvoll beispielsweise in den Bereichen Endoskopie, Intensiveinheiten, Eingriffsräume etc.

Schutzkleidung wird immer zusätzlich anlassbezogen angelegt und besteht aus der Persönlichen Schutzausrüstung (PSA), in der Regel Kittel, Schürze, Mund-Nase-Schutz (MNS) und Handschuhen. Gelegentlich werden auch Hauben getragen, auf jeden Fall im OP.

Unter bestimmten Bedingungen muss die Schutzkleidung noch erweitert werden, etwa durch eine *FFP2-Maske* mit deutlich höherem Abscheidungsgrad (92 % statt 80 % wie beim gut sitzenden MNS) oder Schutzbrille bzw. Visier zum Schutz der Augen.

Die nachfolgende Tabelle zeigt beispielhaft die Schutzkleidung für verschiedene Situationen. Das Tragen von Handschuhen wird dabei vorausgesetzt.

Schutzkittel (egal ob Einmalnutzung oder Mehrfachnutzung) dürfen nicht feucht werden, da sie sonst von Bakterien durchdrungen werden können. Wasserundurchlässigkeit wird durch eine geeignete Beschichtung oder das Vorbinden einer Einmalschürze aus Plastik erreicht.

Hauben sind vor allem bei aerogen übertragbaren Erkrankungen und multiresistenten Erregern sinnvoll, können jedoch wegen fehlender Rechtsgrundlagen nicht obligat gefordert werden (► Tab. 3).

Tab. 3: Dienst- und Schutzkleidung

Situation	Kittel	Schürze	Mund-Nase-Schutz (MNS)	Hinweise
Harnbeutel leeren		X		
Verband kleiner Wunden		X		Vor allem bei Wundspülung
Verband größerer Wunden		X	X	MNS als Berührungsschutz
Isolierung Influenza	X		X	Alternativ zum MNS FFP2-Maske
Isolierung Norovirus	X	(X)	X	Bei Entsorgung durchfeuchteter Wäsche auch Schürze

Tab. 3: Dienst- und Schutzkleidung – Fortsetzung

Situation	Kittel	Schürze	Mund-Nase-Schutz (MNS)	Hinweise
Isolierung multiresistente Erreger, Clostridioides (früher Clostridium) difficile	X	(X)	(X)	MNS als Berührungsschutz, Schürze bei mögl. Durchfeuchtung
Isolierung bei Tuberkulose	X	(X)	FFP2-Maske	
Umkehrisolierung Immunsupprimierter	X		X	
ZVK legen (▶ Kap. 6.4)	X		X	Alles, auch Handschuh, steril!
Blutgewinnung		X		Vor allem, wenn Arbeitskleidung zu Hause gewaschen wird

X = Empfohlen, (X) = bei Gefahr der Durchfeuchtung

4.3 Händehygiene

4.3.1 Schmuckverbot (Ziffer 4.1.7 TRBA 250)

Fingerringe stellen ein Hindernis bei der Händedesinfektion dar, da sowohl bei der Waschung wie auch der Desinfektion die Haut unter dem Ring ausgespart wird. Anderseits aber können sich bei vergleichsweise lockerem Sitz des Rings Seifen- und Desinfektionsmittelreste darunter sammeln und lokal die Haut schädigen bis hin zur Allergieentwicklung. Auch auf Unterarmschmuck und das Tragen von Armbanduhren, Armbändern, Veranstaltungs-Teilnehmerbändern und Freundschaftsbändern muss verzichtet werden.

Künstliche aufgeklebte Fingernägel und Gelmatrices sind ungeeignet. In Untersuchungen wurden auf und unter künstlichen Fingernägeln vermehrt Pilze (50 % vs. 13 % bei nat. Nägeln) und Darmbakterien (36 % vs. 3 % nat. Nägel) an den Nägeln nachgewiesen. Die Besiedlungszahl steigt mit der Dauer des Tragens (Krh.-Hyg.+ Inf. verh. 30 2008:174–5).

Nagellack soll laut TRBA 250 vermieden werden, stellt aber nur unter bestimmten Bedingungen (brüchig, farbig) ein Risiko dar und kann bei Notwendigkeit (extrem brüchige Naturnägel) vom Betriebsarzt in Zusammenarbeit mit dem Krankenhaushygieniker genehmigt werden. Die KRINKO lehnt auch Nagellack völlig ab, da er winzige Brüche aufweisen könnte.

4.3.2   Schutzhandschuhe

Bei vorhersehbarem oder wahrscheinlichem Erregerkontakt sowie möglicher massiver Verunreinigung mit Körperausscheidungen, Se- und Exkreten sind Schutzhandschuhe anzulegen. Dies gilt auch für den Umgang mit Medizinprodukten oder Inventar, bei denen eine Kontamination zu befürchten oder vorauszusehen ist (z. B. Patientenlifter, Lagerungshilfen) und bei Desinfektionsarbeiten.

Handschuhe müssen puderfrei sein (TRGS 540). Vor der Entnahme von Untersuchungshandschuhen aus der Box soll eine Händedesinfektion durchgeführt werden. Dann können auch zu viel herausgezogene Handschuhe wieder in der Box platziert werden.

Handschuhdesinfektion nur bei Beständigkeitsnachweis gemäß EN 374 (und möglichst vermeiden), Klebeeffekte und verändertes Gefühl weisen auf eine mögliche Materialunverträglichkeit hin, Desinfektion ist dann verboten. Richtwert Tragedauer: Nicht mehr als 15 Min. (Mikroperforationen!), diese sind auch schon in einem gewissen Prozentsatz (in der Regel 3 %) in den noch verpackten Handschuhen (AQL-Wert 1,5).

Feuchtigkeitsabsorbierende Unterhandschuhe (Baumwolle) sollen mit Handschuhen gewechselt werden.

Auch beim Ausziehen der Handschuhe kann es zur Hautkontamination kommen. Daher soll nach dem Ausziehen von Schutzhandschuhen immer abschließend eine Händedesinfektion durchgeführt werden.

Aus Gründen des Arbeitsschutzes sollen auch OP-Handschuhe hautverträglich, ungepudert und allergenarm sein. Durch unter dem OP-Handschuh angelegte sterile Baumwollhandschuhe kann einem Feuchtigkeitsstau entgegengewirkt und die Hautverträglichkeit verbessert werden.

4.3.3   Händewaschung

Hände werden gewaschen bei Arbeitsbeginn, nach Eintreffen in die Einrichtung, vor Pausen, nach Pausen, nach Arbeitsende. Die Hände dürfen auch gewaschen werden, wenn eine stärkere Kontamination vorgelegen hat, allerdings möglichst erst nach Entfernung des kontaminierten Materials mittels desinfektionsmittelgetränktem Einmalhandtuchs.

Während der Arbeitszeit ist die Händedesinfektion der Händewaschung vorzuziehen, dies nicht nur aus der Sicht der Keimreduktion, sondern auch aus Hautschutzgründen.

Die Händewaschung ist mit Seifenlotion aus dem Spender durchzuführen, nur bei Bedarf werden die Nägel/Nagelfalze mit einer Handbürste gereinigt.

Wichtig ist es, die Hände anschließend gründlich und vollständig zu trocknen. Hierzu werden Einmalhandtücher aus einem Spender, alternativ Bladetrockner verwendet.

Soll sich eine chirurgische Händedesinfektion anschließen, müssen mindestens 10 Minuten abgewartet werden.

4.3.4   Hygienische Händedesinfektion

Die hygienische Händedesinfektion wird korrekterweise durchgeführt, in dem die sauberen und trocknen Hände mit einer Hohlhandvoll alkoholischen Händedesinfektionsmittel 30 Sekunden lang ein-

gerieben werden. Den Fingerspitzen und den Daumen als Haupt-
greiforgan ist hier besondere Aufmerksamkeit zu widmen.

Händedesinfektionsmittel gibt es in drei Klassen: Begrenzt viruzid
(Hepatitis, HIV), begrenzt viruzid »plus« (erweitert um Noro- und
Rotaviren) und viruzid (inkl. Polio und Hepatitis A-Virus).

Seit 2016 gelten die fünf Indikationen der Händehygiene der Welt-
gesundheitsorganisation (WHO), die pragmatisch um zwei weitere
(*kursiv*) ergänzt werden sollten (▶ Tab. 4):

Tab. 4: Indikationen für Händedesinfektion

Vor ...	Nach ...
• *Entnahme von Handschuhen aus der Box* • Aseptischen Tätigkeiten • Bewohner- bzw. Patientenkontakt	• Bewohner- bzw. Patientenkontakt • Berührung potentiell kontaminierter Flächen auch in der Bewohner- bzw. Patientenumgebung, wenn der Bewohner oder Patient selbst nicht berührt wurde • *Ausziehen der Handschuhe*

Methodisch ist die »Sechs Schritte«-Methode nach EN 1500 oder die
»*Eigenverantwortliche Einreibemethode*«, bei der die Schritte nach ererb-
ten Bewegungsmustern gestaltet werden, zulässig (▶ Tab. 5).

Tab. 5: Beispiele für die benötigte Anzahl der Händedesinfektionen (ohne Berücksichtigung der Reihenfolge).

Indikation	Injektion subkutan	Manipulation am Harnableitenden System	Blutdruck messen (nicht Isolierung)	Pflege kleine Wunde oder Kathetereintrittsstelle
Vor Handschuhe aus Box holen	-	X	-	X
Vor aseptischen Tätigkeiten	X	-	-	X

Tab. 5: Beispiele für die benötigte Anzahl der Händedesinfektionen (ohne Berücksichtigung der Reihenfolge). – Fortsetzung

Indikation	Injektion subkutan	Manipulation am Harnableitenden System	Blutdruck messen (nicht Isolierung)	Pflege kleine Wunde oder Kathetereintrittsstelle
Vor Patientenkontakt	X	-	X	-
Nach Kontakt mit kontaminierten Flächen	-	-	-	-
Nach Patientenkontakt	X	-	X	-
Nach Kontakt mit Patientennaher Fläche	-	-	-	-
Nach Ausziehen der Handschuhe	X	X	-	X

Verschiedene Klassen von Händedesinfektionsmitteln

2018 wurden die Wirkgruppen für Hände- und Flächendesinfektionsmittel erweitert. Heute gibt es drei Gruppen:

- *Begrenzt viruzid*: Bakterien, Hefepilze, Schimmelsporen, behüllte Viren (Hepatitis B, C, HIV, Influenza und andere)
- *Begrenzt viruzid PLUS*: Bakterien, Hefepilze, Schimmelsporen, behüllte Viren (Hepatitis B, C, HIV, Influenza und andere), zusätzlich die unbehüllten Viren Norovirus, Rotavirus und Adenovirus
- *Viruzid*: Bakterien, Hefepilze, Schimmelsporen, behüllte Viren (Hepatitis B, C, HIV, Influenza und andere), zusätzlich die

unbehüllten Viren einschließlich Polioviren sowie Hepatitis A und E.

- *Bakterielle Sporen werden von der Händedesinfektion nicht erfasst, genauso wenig wie Parasiten* (z. B. die Krätzmilbe)

Die Hygieneabteilung legt fest, welche Händedesinfektionsmittel eingesetzt werden. Bei Ausbrüchen, also zwei oder mehr Infektionen mit dem gleichen Erreger, z. B. Noroviren, kann das Händedesinfektionsmittel und das Flächendesinfektionsmittel gewechselt werden.

4.3.5 Chirurgische Händedesinfektion

Nach einer Händewaschung und – nur bei Bedarf – Bürsten mit weicher Kunststoffbürste der Nagel und Nagelfalze – nicht jedoch der Hände und Unterarme – und vollständigem Abtrocknen mit einem keimarmen Einmalhandtuch sollen mindestens 10 Minuten vor der Händedesinfektion vergehen.

Mit dem Händedesinfektionsmittel werden die Hände und die Unterarme bis zum Ellenbogen etwa je 10 Sekunden gründlich benetzt und anschließend 70 Sekunden desinfiziert.

Beträgt eine Operationsdauer plus der dazwischenliegenden Pause weniger als 60 Minuten, kann auf ein erneutes Waschen vor Beginn der nächsten Operation verzichtet werden.

4.3.6 Sonderfall unvorhergesehene, sichtbare Kontamination

Wurden die ungeschützte Haut und/oder die Hände unvorhergesehen mit Körperflüssigkeiten kontaminiert, wird versucht, mit einem desinfektionsmittelgetränktem Einmaltuch oder Zellstoff möglichst vollständig die sichtbare Kontamination zu entfernen. Bei sehr kleinen Kontaminationen kann anschließend die hygienische Händedesinfektion durchgeführt und die Arbeit fortgesetzt werden. Ansonsten werden die Hände ohne vorherige Desinfektion sorgfältig gewaschen, dann vollständig getrocknet und desinfiziert. Abschließend wird ggf. der Waschplatz desinfiziert.

4.3.7 Hautpflege

Kleine Risse bzw. Mikrotraumen sowie latente Entzündungen (»raue Haut«) sind potentielle Stellen, die den Erregern eine Vermehrung im Sinne einer Besiedlung ermöglichen, auch ohne dass eine Infektion besteht. Hautpflegemittel in Spendern oder Tuben beruhigen den Zellstoffwechsel und ernähren das vorhandene Hautmikrobiom. Hautschutz (schnell einziehende »Öl in Wasser«-Lotion) wird zwischendurch aufgetragen. Die Hautpflege (stärker fettende und langsamer einziehende »Wasser in Öl«-Lotion erfolgt zweckmäßigerweise vor Pausen und nach Arbeitsschluss.

4.3.8 Nutzhandschuhe für Reinigungspersonal

Bei Reinigungs- und Desinfektionsarbeiten sind Chemikalien-durchschlagsichere, flüssigkeitsdichte Schutzhandschuhe zu tragen, ggf. mit Stulpen. Sie sollen die Haut vor der Einwirkung von Desinfektions- und Reinigungsmitteln schützen.

Handschuhe für Reinigungs- und Desinfektionsarbeiten (bevorzugt aus Nitril) müssen auf Durchschlagsicherheit gegen die üblichen Chemikalien geprüft sein (erkennbar am Wappen »Messbecher« und einem AQL-Wert $< 1,5$). Wandspender sind auch für Handschuhe sinnvoll.

4.3.9 Der Hautschutzplan

Der Hautschutzplan beschreibt die in den Einrichtungen festgelegten Mittel der Händehygiene, der Aufbau kann erfolgen analog dem Desinfektions- und Reinigungsplan (▶ Tab. 6).

In der Spalte »was«, wird die angesprochene Maßnahme aufgelistet hier also Händewaschung, hygienische Händedesinfektion, chirurgische Händedesinfektion, Tragen von Handschuhen und Applikation von Pflegecreme.

Tab. 6: Hautschutzplan

WAS	WIE	WANN	WOMIT	WER
Händewäsche	30–60 s mit warmem Wasser	Vor Arbeitsbeginn, Pausen und bei unerwarteter Kontamination	Waschlotion	Alle
Händedesinfektion	30 s eine Hohlhandvoll einreiben	5 + 2 Indikationen	Händedesinfektionsmittel	Alle
Handschuhe, keimarm	Aus Box entnehmen	Bei möglichem Kontakt zu Körperflüssigkeiten	Handschuhtyp XY	Pflegepersonal, Ärzte
Handschuhe, steril	Auspacken, ohne Kontamination	Bei direkter Berührung von Wunden und Operationen	Handschuhtyp Z	Ärzteschaft, Pflege
Hautschutzcreme	Auftragen	Zwischendurch	Schnell einziehende »Öl in Wasser«-Lotion	Alle
Handpflege	Pflegemittel auftragen	Vor Pausen, nach Dienstende	Langsam einziehende Pflegelotion »Wasser in Öl«	Alle

In der Spalte »WIE«, wird der Vorgang kurz beschrieben, in der Spalte »WOMIT« wird das Präparat sowie gegebenenfalls Menge und Einwirkzeit angegeben. In der Spalte »WANN« wird angegeben wann jeweilige Maßnahme durchzuführen sind und in der abschließenden Spalte »WER« welche Mitarbeitenden die Maßnahmen durchführen sollen.

4.3.10 Aufbereitung der Spender

Händedesinfektionsmittelspender sollten mit heißem Wasser (38–40° C) aufbereitet werden. Eine maschinelle Aufbereitung ist nicht erforderlich.

5 Grundpflege

5.1 Rechtsgrundlagen

Eindeutige rechtliche Vorgaben, die Tätigkeiten der Grundpflege im Detail regeln, gibt es derzeit nicht. Die TRBA 250 ordnet diese Tätigkeit der Schutzstufe 2 zu und fordert Schutzkleidung bei Besiedlung oder Infektion mit viralen Krankheitserregern oder multiresistenten Bakterien. Hinweise finden sich in:

- KRINKO/RKI: »Infektionsprävention in Heimen« (2005)
- KRINKO/RKI: »Prävention der nosokomialen beatmungsassoziierten Pneumonie« (2013)
- KRINKO/RKI: »Infektionsprävention im Rahmen der Pflege und Behandlung von Patienten mit übertragbaren Krankheiten« (2015)

5.2 Inhalte und Ausgestaltung

Die *Grundpflege* bei Patienten umfasst die Körperwäsche, die Reinigung der Haare, die Reinigung der Zähne und ggf. herauszunehmende Gebissteile bzw. des vollständigen Gebisses sowie die Hautpflege. Bei Männern kommt noch die Rasur dazu.

In Heimen kann dabei auf die individuellen Wünsche der Bewohner bezüglich Waschlotion etc. eingegangen werden, diese oder die Angehörigen beschaffen die entsprechenden Produkte. Im Krankenhaus kann auch mittels Waschhandschuhen wasserlos gewaschen werden. Antiseptische Waschhandschuhe oder -tücher mit dem Zusatz eines Wirkstoffs wie z. B. Chlorhexidin oder Octenidin werden auf Intensivstationen eingesetzt, da sie erwiesenermaßen dazu beitragen, Infektionen von Gefäßkathetern zu reduzieren. Auch als Maßnahme gegen die Ausbreitung multiresistenter Erreger, z. B. Vancomycin-resistenter Enterokokken, wird die antiseptische Wäsche eingesetzt.

Da beim Waschen der Kontakt mit Körperflüssigkeiten nicht völlig ausgeschlossen werden kann, sollen beim *Waschen* Handschuhe getragen werden. Müssen mehrere Patienten direkt hintereinander von der gleichen Person gewaschen werden, empfiehlt sich das Tragen von Handschuhen zur Vermeidung von Hautmazerationen. Diese werden nach jedem Patienten ausgezogen und nach Händedesinfektion neue angezogen.

Die Dienst- oder Arbeitskleidung sollte nicht feucht werden, daher ist es sinnvoll, eine wasserabweisende Plastikschürze zu tragen.

Werden *Waschschüsseln* eingesetzt, sollten diese, vor allem nach Einsatz in Isolierzimmern mit multiresistenten Stäbchen (z. B. Darmbakterien, vor allem aber Pseudomonas aeruginosa) nicht in das Waschbecken entleert, sondern im Steckbeckenspüler aufbereitet werden. In einem funktionierenden Steckbeckenspüler besteht nicht das Risiko einer Kontamination während des Programmablaufs.

> Multiresistente Erreger wie z. B. 4MRGN Pseudomonas, können sich über eine ausgegossene Waschschüssel im Siphon des Waschbeckens ansiedeln und dort sehr lange verweilen. Eine Streuung über Aerosole ist dann möglich.

Soll beim *Duschen* geholfen werden, ist das Anlegen eines wasserabweisenden Schutzkittels sinnvoll, außerdem soll rutschsicheres, wasserfestes Schuhwerk getragen werden. Bei den beliebten Sandalen oder Kunststoffpantoffeln mit Löchern werden die Füße benetzt, können aber mit dem Händedesinfektionsmittel genauso desinfiziert werden wie die Hände selbst.

Wenn es Hinweise auf *Dermatophytenbefall* der Füße (z. B. »Pilznägel«) gibt, sollen diese beim Waschen mit Wasser als letztes mit einem frischen Lappen (oder Handschuh) drankommen, da die Konidien

(Vermehrungsformen) der Pilze in die Leiste und andere Hautfalten verschleppt und dort Infektionen auslösen können.

Dusch- und Badewannen werden nach Gebrauch nach Herstellerangaben desinfiziert, nur so ist sichergestellt, dass auch Dermatophyten beseitigt werden.

Die *Mundpflege* ist von besonderer Bedeutung. Sie dient der Harmonisierung der Mundflora. Sterile Mittel müssen nicht eingesetzt werden, dagegen ist die Verwendung des Lieblingstees oder auch von Rotwein (im Sinne der biografischen Pflege oder auch basalen Stimulation) zulässig. Bei Wachkomapatienten können Mundpflegesysteme, bei denen über den Tag verteilt verschiedene Substanzen auf die Schleimhäute gebracht werden, eingesetzt werden.

Bei Langzeitbeatmeten dient die Mundpflege der Pneumonieprophylaxe. Besonderes Augenmerk ist dabei auf Soorbeläge durch den Hefepilz *Candida* zu legen. Obwohl selbst nach heutiger Lehrmeinung eher selten Pneumonieerreger, begünstigt er in den Belägen das Wachstum bakterieller Erreger, die dann eine beatmungsassoziierte Pneumonie auslösen könnten.

6   Injektionen, Punktionen, Infusionen

Definitionen

Injektionen werden mit dem Ziel, Medikamente unter die Haut, in die Muskulatur oder in die Venen zu bringen durchgeführt.

Eine Sonderform ist die ***Subkutanpunktion mit nachfolgender Dauerapplikation*** (über ca. 12 Stunden), auch als »Subkutaninfusion« bezeichnet. Sie wird zur Rehydrierung älterer Menschen eingesetzt und mit einer sogenannten »Butterfly-Kanüle« durchgeführt.

Beispiele für Langzeitapplikationen sind auch Insulin- oder Schmerzpumpen.

Punktionen dienen der Gewinnung von Blut, Gelenkflüssigkeit, Gewebeproben und Eiter. Pflegekräfte führen in der Regel eine Punktion des Ohrläppchens oder der Fingerbeere durch, um Kapillarblut für eine Sauerstoff- oder Glucosebestimmung zu gewinnen. Die entstanden kleinen Wunden haben, bedingt durch die vorherige Hyperämisierung, praktisch kein Infektionsrisiko, auch dann nicht, wenn zuvor keine Hautdesinfektion durchgeführt wurde.

Sterilisierte (Keimarme) Tupfer sind Tupfer, die in Großpackungen geliefert werden und vom Hersteller einmal sterilisiert wurden. In der Einrichtung werden sie in Dispenser gefüllt und nach und nach entnommen. Sie sind dann nicht steril.

Sterile Tupfer sind einzeln abgepackte oder in Kleinpackungen abgepackte Tupfer, die für jeden Patienten separat geöffnet werden und damit vor Öffnen der Packung steril sind.

Remanenz-Desinfektionsmittel bestehen aus zwei Antiseptika, derzeit jeweils Alkohol mit einer Beimischung von Octenidin oder

Chlorhexidin. Die Wirkungsdauer wird so deutlich verlängert und der Einsatz beim Legen von Butterflies, Gelenkpunktionen und Operationen wird empfohlen.

6.1 Rechtsgrundlagen

- KRINKO/RKI: »Anforderungen an die Hygiene bei Punktionen und Injektionen« (2011)
- KRINKO/RKI: »Prävention von Infektionen, die von Gefäßkathetern ausgehen« (2017)
- KRINKO/RKI: »Infektionsprävention in Heimen« (2005)
- TRBA 250: Stichsichere Arbeitsmittel, Kanülenabwurfbehälter
- Europäische Pharmakopöe (Pharm. EU)

6.2 Injektionen

6.2.1 Vorbereitung

Beim Aufziehen der zu injizierenden Lösung ist vor der Öffnung die Verpackung zu inspizieren und auf das Medikament, die Dosierung (richtig für den Patienten) sowie das Mindesthaltbarkeitsdatum zu achten. Ein kurzes gegen das Licht halten kann Trübungen, ausgefallene Kristalle und ggf. Haarrisse offenbaren.

Bei *Ampullen* wird der Hals mittels alkoholgetränktem Einmaltupfer kurz abgewischt und dann die Ampulle geöffnet bereitgelegt.

Bei einem *Mehrdosisbehälter* (»Durchstichflasche«) erfolgt die Desinfektion des Septums durch eine Wischdesinfektion (Mechanik ist wegen der alkoholresistenten Sporen der Staubkeime wichtig). Nun kann eine Filterkanüle (»Minispike«) eingestochen werden, aus der dann mehrfach (Herstellerangaben beachten!) entnommen werden kann. Alternativ kann mit einer dünnlumigen Kanüle immer wieder neu punktiert werden.

> Die früher geübte Praxis, eine großlumige Kanüle zu nehmen und diese immer wieder mit einem Stopfen zu verschließen, birgt die höchste Kontaminationsgefahr und ist daher zu vermeiden!

Bei der Verwendung von Mehrdosisbehältern muss ein Etikett aufgebracht werden, auf dem das Datum des ersten Anstechens und im Idealfall auch das berechnete Verfallsdatum vermerkt wird. Die Standzeit von konservierten Lösungen in Mehrdosisbehältern richtet sich nach Angaben des Herstellers, denen auch die Aufbewahrungsart zu entnehmen ist, z. B. gekühlt.

Alle nicht gleich verbrauchten Flüssigkeiten ohne derartige Angaben des Herstellers gelten nicht als Mehrdosisbehälter im Sinne der Europäischen Pharmakopöe (Pharm. EU), daher muss von unverzüglichem Verbrauch ausgegangen werden. Dies bedeutet, dass Reste zu verwerfen sind.

Beim Öffnen der Verpackung der *Einmalspritzen* darf der Spritzenkonus nicht mit den Händen berührt werden. Beim Aufziehen ist darauf zu achten, dass der Spritzenkonus und der Inhalt der Durchstichflasche oder Ampulle nicht kontaminiert werden.

Dabei ist zu beachten:

- Kanülen dürfen zum Aufziehen eingesetzt werden, zur Injektion muss aber eine frische Kanüle verwendet werden.
- Kanülen, die versehentlich mit dem Ampullenhals in Kontakt kamen, sind zu verwerfen.
- Die Medikamente sollen erst unmittelbar vor Gebrauch aufgezogen werden.
- Wenn von Hygiene und Apotheke freigegeben, können aus größeren Gebinden mehrere Spritzen aufgezogen und – mit Datum und Uhrzeit sowie Inhalt und Patientennamen beschriftet – bereitgestellt werden. Können sie nicht innerhalb einer Stunde appliziert werden, müssen sie gekühlt werden. Stets ist eine maximale

Lagerdauer festzulegen und in einer Arbeitsanweisung niederzulegen.

6.2.2 Hautdesinfektion

Hautdesinfektionsmittel sind reine Alkohole bzw. Alkoholmischungen. So wird das vollständige Verdunsten in kurzer Zeit ermöglicht. Damit wird eine spurenhafte Beimischung zu Arzneimitteln mit unkontrollierten Reaktionen vermieden.

Methodisch kann auf verschiedene Weise vorgegangen werden:
Die geplante Einstichstelle kann nach einer Vorreinigung (Aufsprühen des Hautdesinfektionsmittels mit sofortigem Nachwischen mit keimarmen) entweder nur durch erneutes Sprühen mit oder ohne Nachwischen nach Ende der Einwirkzeit mit keimarmen oder sterilen Tupfern (▶ Tab. 7) desinfiziert werden.

Tab. 7: Methode »*Sprühen-wischen-sprühen*«

Schritt	Durchführung
Schritt 1	Desinfektionsmittel aufsprühen, ohne Einhalten der Einwirkzeit mit einem keimarmen Tupfer wischen – dient der Reinigung.
Schritt 2	Erneut Desinfektionsmittel aufsprühen – Einwirkzeit abwarten und trocknen lassen *oder* nach Ende der Einwirkzeit mit keimarmen bzw. sterilen Tupfer nachwischen.

Wird eine saubere Haut vermutet, reicht auch die einfache Desinfektion, wobei das Hautdesinfektionsmittel »satt nass« aufgesprüht wird mit oder ohne Nachwischen nach Ende der Einwirkzeit mit keimarmen oder sterilen Tupfern.
Die Einwirkzeit richtet sich an Angaben des Herstellers. Generell gilt: Nur Alkohol hat eine Einwirkzeit von 15–30 Sekunden. Octenidin braucht mindestens 1–2 Minuten Einwirkzeit, ähnliches gilt für Jod, Chlorhexidin und Polyhexanid sind gänzlich ungeeignet.

6.2.3 Allgemeine Risikobewertung

Bei der *i. v.-Injektion* (nicht über Verweilkanüle) ist das Hygienerisiko relativ gering, da die Keime ja direkt in die strömende Blutbahn gebracht werden und dort den reichlich vorhandenen Abwehrmechanismen ausgesetzt sind. Dennoch ist natürlich auch dieses Verfahren nicht ohne Desinfektion durchzuführen.

Auch die *s. c.-Injektion* hat kaum Komplikationen, dennoch ist die Hautdesinfektion z. B. vor Insulingaben für Fachpersonal Pflicht. Betreute, die sich selbst Insulin spritzen, brauchen keine Desinfektion durchzuführen.

Die *i. m.-Injektion* in den Oberarm (z. B. bei Impfungen) erfordert eine gründliche Hautdesinfektion, das Risiko einer Infektion ist aber relativ gering.

Die riskanteste Injektion aus hygienischer Sicht ist die heute allerdings nur noch selten durchgeführte *gluteale i. m.-Injektion*. Hier gibt es am wenigsten lokale Abwehrmechanismen und diese werden oft durch die ölige Injektionslösung noch weiter reduziert. Daher empfiehlt sich folgendes Vorgehen: Sprühen – Abwischen mit sterilisiertem Tupfer (Reinigung) und nochmaliges Sprühen. Nach Trocknung erfolgt die Injektion.

> In allen Fällen wird die Wirkung der Hautdesinfektion durch hinterher erfolgendes *Palpieren* der Vene oder Einstichstelle zumindest zum Teil zunichtegemacht. Dabei nutzen auch die von der KRINKO empfohlenen sterilen Handschuhe nicht viel, weil das Desinfektionsmittel regelhaft die Bakterien in den Krypten der Haut nur wenig beeinflusst und durch die Mechanik alleine diese wieder an die Oberfläche kommen können.

6.3 Punktionen

Bei der Punktion von *Gelenk- oder Körperhöhlen* ist unter sterilen Bedingungen zu arbeiten. Die Desinfektion erfolgt analog der von operativen Eingriffen. Bevorzugt sind so genannte Remanenz-Desinfektionsmittel zu verwenden.

Bei Lumbalpunktionen ist die verlängerte Einwirkzeit der Hautdesinfektionsmittel wegen talkdrüsenreicher Haut zu beachten und ein steriles Lochtuch zur Sicherung der Umgebung der Punktionsstelle wird empfohlen.

Die Hautdesinfektion vor der Punktion von *Ports* ist besonders sorgfältig durchzuführen. Die KRINKO empfiehlt eine weitläufige Desinfektion nach der Methode »Sprühen-wischen-sprühen« und zur Fixation des Ports während der Punktion sterile Handschuhe. Da die Portnadel meist länger als 24 Stunden liegt, empfiehlt sich der Einsatz von Remanenzdesinfektionsmitteln.

6.4 Venenverweilkanülen

Beim Legen von *peripheren Venenverweilkanülen (pVK)* ist der Einsatz eines Remanenz-Desinfektionsmittels sinnvoll. Zur Infektionsprävention gehört auch die sorgfältige Fixierung.

2017 wurde der Mandrin von der KRINKO für obsolet erklärt, allerdings ohne jede Evidenz vorzulegen und mit Begründungen, die aus mikrobiologischer Sicht auch nicht das Kriterium der »strengen plausiblen theoretisch nachvollziehbaren Ableitung« zu erfüllen vermögen.

Die angebotenen Ersatzlösungen sind keineswegs komplikationslos, dafür teurer und benötigen mehr Lagerraum. So ist ihr Einsatz in den Krankenhäusern durchaus umstritten.

Insbesondere führen die vorgeschlagenen Verlängerungsschläuche zu Blutdiffusionen in den Kochsalzblock, was für Bakterien attraktiv ist. Manche Patienten bleiben öfter hängen und reißen sich dann die Kanüle heraus.

Als positiv ist zu beurteilen, dass auch Ungeübte weniger mechanischen Reiz durch Manipulationen am Anschlussstutzen (Hub) ausüben, da die Manipulation am Hub fern von der liegenden Kanüle stattfindet. Theoretisch kann dies das Risiko für Thrombophlebitis und Infektionen vermindern, Evidenz hierfür gibt es allerdings noch nicht.

Nadelfreie Konnektoren (NFC – Needle free Connector) ermöglichen den Anschluss einer Spritze zum Zuspritzen von Medikamenten oder auch (Kurz-)Infusionen. Ursprünglich stammen NFC aus Amerika und sind Arbeitsschutzmittel. Als solche werden sie in Deutschland nicht gebraucht, da es schon lange nicht mehr üblich ist, mit Nadeln in Infusionssysteme zu injizieren.

Im Labor sind NFC in der Regel besser zu desinfizieren, dies ließ sich jedoch nicht ohne weitereis auf die Praxis übertragen.

Die angebotenen Kappen mit iso-Propylalkohol zur automatischen Desinfektion eins Hubs oder eines Anschlusses sind bei Neugeborenen nicht zulässig.

Wichtig zur Prävention der pVK-assoziierten Sepsis und der Thrombenbildung sind:

- Korrekte Einstellung der Thromboseprophylaxe.
- Durchspülen mit physiologischer Kochsalzlösung nach Infusionen mit Proteinen und Lipiden, wenn mit einer Spritze gespült wird, sollen Impulse gesetzt werden (also mehrfachen Druck auf den Stempel mit kurzen Pausen dazwischen). Alternativ kann eine Kochsalzinfusion als nächstes angeschlossen werden.
- Wenn ein *Mandrin* eingesetzt wird, darf dessen Länge die der Kanüle nicht überschreiten. Jeder gezogene Mandrin ist zu verwerfen, soll ein neuer eingesetzt werden, muss dieser steril sein.
- Natürlich ist jedes Mal ein frischer Mandrin zu verwenden.
- Bei der Handhabung und Pflege von pVK sind grundsätzlich keimarme Handschuhe über desinfizierten Händen zu tragen.
- Eine Desinfektion des Inneren der Anschlussstelle (Hub) mittels Sprühdesinfektion ist fragwürdig, da bei korrekter Handhabung sich dort keine Keime befinden. Auch kann dies als Verstoß gegen das Arzneimittelgesetz gesehen werden.

- Jede pVK, die nicht mehr benötigt wird, soll so schnell wie möglich gezogen werden!

Die Pflege der Haut und der Wunde der Eintrittsstelle ist von existentieller Bedeutung. Der Zustand der Eintrittsstelle muss täglich dokumentiert werden. Dazu sollte ein einheitliches System statt eines Freitextes verwendet werden, wobei in einer Arbeitsanweisung auch Maßnahmen hinterlegt werden können. Dies kann schichtübergreifend verstanden werden und beispielhaft so geschehen (▶ Tab. 8):

Tab. 8: Dokumentation des Hautzustands

Ziffer	Beschreibung	Maßnahme
0	Zustand wie gewünscht	Keine, weiter Pflege wie üblich
1	Leichte Reizung, Rötung < 1 mm	Beobachtung, Pflege wie üblich
2	Mechanische Reizung, Flüssigkeitsaustritt	Arzt informieren, Antiseptikum erwägen
3	Stärkere Rötung, Flüssigkeit noch serös,	Arzt informieren, Antiseptikum einsetzen, Entfernung erwägen
4	Starke Rötung, Krusten, Hinweis auf Eiterbildung	pVK muss gezogen werden.

Blutentnahmen aus der pVK sollten vermieden werden. Sie sind indiziert, wenn der Verdacht auf eine bakterielle Besiedlung der Kanüle besteht oder wenn anderweitig keine Vene zur Verfügung steht. Auf jeden Fall macht das Nachspülen mit physiologischer Kochsalzlösung Sinn.

Zentralvenenkatheter (ZVK), bevorzugt in die Vena jugularis oder Vena subclavia zu verbringen, werden zwar unter OP-Bedingungen, jedoch nicht zwingend im OP gelegt. OP-Bedingungen heißt hier:

- Händewäsche
- Anlegen von:
  - Haube
  - Mund-Nase-Schutz (Mehrlagig mit Metallbügel zum Anformen an die Nase)
- Händedesinfektion
- Richten des sterilen Tisches, Katheterset auspacken und bereitstellen, Schüssel mit Hautdesinfektionsmittel füllen, Materialien abdecken
- Ggf. Ultraschallkopf mit steriler Haube versehen oder C-Bogen, soweit über der Einstichstelle
- Hautdesinfektion beim Patienten mit Remanenzdesinfektionsmittel
- Chirurgische Händedesinfektion (▶ Kap. 4.3.5)
- Patient steril abdecken (Führungsdraht muss abgelegt werden können)
- Steriler Kittel
- Sterile Handschuhe

Abschließend ZVK sorgfältig fixieren, wobei Annähen zweite Wahl ist.

Demers- und *Sheldonkatheter* zur Dialyse werden noch im Unterhautfettgewebe getunnelt, weshalb hier das Legen im OP erfolgt.

Drive-Lines werden durch die Bauchdecke geführt, um einen Akku für eine unterstützende künstliche Herzpumpe zu betreiben. Auch hier können Bakterien außen entlang in die Bauchhöhle vordringen.

6.5   Infusionen

Infusionslösungen können durch das Pflegepersonal an die entsprechenden durch den Arzt gelegten Katheter angeschlossen werden. Hierbei ist wie folgt vorzugehen:

Die Verbindungsstelle wird, wenn keine Herstellerangaben dagegensprechen, z. B. mit Hautdesinfektionsmittel oder Octenidin desinfizierend abgewischt. Anschließend wird die Schraubverbindung gelöst und die neue Infusionslösung zügig angeschlossen.

Bei *Medikamentenzumischung zur Standardinfusionslösung* (z. B. 5 % Glukose oder Ringerlösung) ist darauf zu achten, dass die entsprechende Infusion möglichst unverzüglich, frühestens aber eine Stunde vor Applikation zubereitet wird, um eventuell eingedrungenen Keimen keine Chance zur Vermehrung zu geben.

Auch Kanülen zur Belüftung von Infusionen sollten nicht mehr eingesetzt werden, vertretbar sind sie allerhöchstens dann, wenn die Infusion sehr schnell einlaufen soll und innerhalb maximal einer Stunde erledigt ist.

Eine Sonderform ist die *Subcutaninfusion* (offiziell: s. c.-Punktion mit nachfolgender Dauerapplikation). Sie dient der Rehydrierung und wird vor allem in der Altenpflege eingesetzt. Hier wird in der Regel eine Butterfly-Kanüle (auch als *Flügel-Kanüle* bezeichnet) verwendet. Da diese Applikationen in der Regel ca. 12 Stunden dauern, empfiehlt sich auch hier ein Remanenz-Desinfektionsmittel zur Hautdesinfektion vor dem Legen.

Standzeiten von Infusionssystemen

Infusionssysteme müssen in den Einrichtungen spätestens alle 96 Stunden ausgetauscht werden. Findet eine komplette Ernährung einschließlich Lipidlösungen über einen zentralen Venenkatheter statt, muss der Austausch alle 24 Stunden erfolgen, da Lösungen mit ausgeprägten Nährbodencharakter das Anwachsen von Keimen, die beim Austausch der Flaschen eingebracht werden, begünstigen könnten. Infusionsflaschen können 72 Stunden hängen, nährstofffreiche Lösungen 24 und reine Lipidlösungen 12 Stunden. Filter sind aus hygienischer Sicht nicht erforderlich.

6.6 Zusammenfassende Darstellung Punktionen und Injektionen (Beispiele)

Tab. 9: Punktionen und Injektionen

Maßnahme	Haut- Desinfektionsmittel	Tupfer	Schutzkleidung ausführende Kraft
s. c.-Injektion	Wie üblich	Keimarm	Keine
Lanzettenblutentnahme	Wie üblich	Keimarm	Handschuhe
i. m.-Injektion Oberarm	Wie üblich	Keimarm	Keine
i. m.-gluteal	Sprühen – wischen – sprühen	Sterile	Handschuhe
i. v.-Blutentnahme	Wie üblich	Keimarme	Handschuhe
i. v.-Injektion	Wie üblich	Keimarme	Handschuhe
Lumbalpunktion	Haut-Alkohol	Sterile	Sterile Handschuhe, Lochtuch empfohlen
Portpunktion	Sprühen – Wischen – Sprühen, Remanenz	Sterile	Sterile
PEG legen	Sprühen – Wischen – Sprühen, Remanenz	Sterile	Sterile OP-Kleidung, sterile Abdeckung
ZVK legen	Sprühen – Wischen – Sprühen, Remanenz	Sterile	Sterile OP-Kleidung, sterile Abdeckung

Tab. 9: Punktionen und Injektionen – Fortsetzung

Maßnahme	Haut- Desinfek-tionsmittel	Tupfer	Schutzkleidung ausführende Kraft
pVK legen (▶ Kap. 6.4)	Sprühen – Wischen – Sprühen, Remanenz	Sterile	

6.7 Verbandwechsel bei Venen-Kathetern

PVK können so lange liegen, wie sie benötigt und keine Komplikationen festgestellt werden. Transparentverbände haben den Vorteil einer leichten Inspektion der Eintrittsstelle und erleichtern die Körperpflege der Patienten. Sie halten in der Regel 5–7 Tage, wobei nach Herstellerangaben 7 Tage der Höchstwert sind.

Direkt nach dem Legen kann ein Gaze-Verband mit Saugkraft sinnvoller sein. Dieser kann 48 Stunden geschlossen bleiben, wenn er nicht feucht wird, wobei es gleichgültig ist, ob die Feuchtigkeit durch Blutung oder von außen, z. B. durch Waschen, entsteht.

Gerade initial sind häufige Verbandwechsel – wenn möglich – zu vermeiden, damit sich die Matrix der Wundheilung stabilisieren und die Einstichstelle Abwehrkräfte entwickeln kann.

Bei Gazeverbänden sollte täglich durch sanftes Drücken mit dem Zeigefinger (Verhärtung) eine Venenentzündung ausgeschlossen werden. Auch Schmerzangaben der Patienten oder Bewohner sind zu registrieren. Besteht diesbezüglich ein Verdacht, so ist der Verband zu entfernen und die Einstichstelle anzuschauen. Gibt es auffällige Zeichen (▶ Kap. 6.4, ▶ Tab. 8), sind diese zu dokumentieren und eine angemessene Reaktion muss erfolgen.

Bei nicht kooperativen Patienten ist ein täglicher Verbandwechsel mit sorgfältiger Inspektion der Einstichstelle sinnvoll.

Nach Legen des ZVK und Verbinden erfolgt im Falle eines Gazeverbandes alle 24 Stunden eine palpatorische Kontrolle der Einstichstelle. Der erste Verbandwechsel erfolgt nach 72 Stunden, dabei wird die Einstichstelle auch optisch kontrolliert. ZVK – auch deren einzelne Lumina – sollten nicht länger als 24 Stunden ruhen.

ZVK werden nicht mehr routinemäßig gewechselt, sondern nur bei Anzeichen für eine Entzündung der Eintrittsstelle bzw. Besiedelung des Katheters. Bei Verdacht auf ZVK-assoziierte Sepsis bzw. Infektionszeichen an der Einstichstelle muss der Katheter entfernt und die Katheterspitze sollte in diesen Fällen mikrobiologisch untersucht werden.

Obwohl nicht verbindlich vorgeschrieben, macht es bei der Erfassung von ZVK-assoziierten Infektionen Sinn, zu unterscheiden, ob diese als Eintrittsstelleninfektion oder bei Eintrittsstelle in normalem Zustand auftrat. Im ersten Fall sollte die Pflege der Eintrittsstelle Gegenstand von Schulungen und Anwendungsbeobachtungen sein, im zweiten Fall der Umgang mit Infusionen, Hubs und Injektionen in Infusionsflaschen.

Werden bei einem Bewohner oder Patienten häufiger Infektionen von Eintrittsstellen festgestellt, kann der Einsatz eines antiseptischen Verbandes erwogen werden. Dies sind beispielsweise Chlorhexidin-Schwammpflaster oder Silberverbände, die aufgrund ihrer Formgebung optimiert für den Einsatz mit Kathetern sind (▶ Abb. 4)

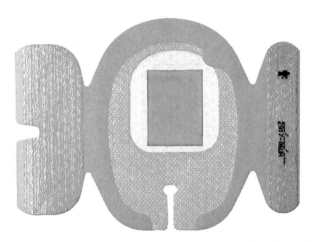

Abb. 4: Antiseptischer Verband (Tegaderm CHG 1657R), mit freundlicher Genehmigung der 3M Deutschland GmbH

6.8 Drivelines

Herzunterstützungssysteme (künstliche Herzpumpen) können einen Teil der Pumpleistung des Herzens übernehmen. Diese auch als Ventricular Assist Devices (VAD) bezeichneten Geräte brauchen allerdings eine externe Stromversorgung, die über einen vom Betroffenen in einer Tasche getragenen Akku geliefert wird. Daher wird ein Verbindungskabel (Driveline) zum Kontroller und den Akkus geführt, dies tritt in der Regel am Bauch aus und bildet damit eine typische Eintrittsstelle. Diese muss initial wie die Eintrittsstelle eines ZVK versorgt werden, kann aber – ähnlich wie bei der PEG – später epithelisieren und ist dann weniger infektionsgefährdet. Für den Übergang können Ringsysteme mit der Abgabe eines Antiseptikums verwendet werden, dies gilt auch für ZVK (▶ Abb. 5).

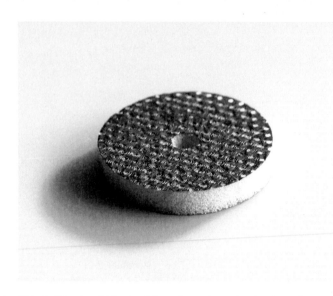

Abb. 5: Silberbeschichteter Schutz für Katheter (auch mit größerer Bohrung für Drivelines möglich), mit freundlicher Genehmigung der Fa. Smith & Nephew Deutschland GmbH

6.9 Ports

Ports dürfen nur mit den dafür vorgesehenen Kanülen punktiert werden. Vorher großflächig und sorgfältig desinfizieren (Remanenzdesinfektionsmittel), bei einer eventuellen Palpation sterile Handschuhe tragen.

7 Harnableitende Systeme und Inkontinenzmaterial

7.1 Rechtsgrundlagen

- KRINKO/RKI: »Prävention und Kontrolle Katheter-assoziierter Harnwegsinfektionen« (2015)
- TRBA 250

7.2 Flora der Urethra

Die Flora, auch als Harnröhrenmündungs-Mikrobiom bezeichnet, besteht aus Enterokokken, Koagulase-negative Staphylokokken sowie Enterobakterien aus der Darmflora. Ihre Zusammensetzung schwankt in Abhängigkeit von persönlichen Hygienegewohnheiten, der Trinkmenge und des Harn-pH. Da sie Schutzfunktion hat, wird bei der Routinepflege der Harnröhrenmündung auf Antiseptika verzichtet.

7.3 Harnwegsinfekt (HWI oder CAUTI-für Catheter associated urinary tract infection) – Erreger (Beispiele)

Gramnegative Stäbchen:

- Fakultativ pathogene Darmbakterien (E. coli, Klebsiella, Entero-bacter, Citrobacter, Proteus-Morganella-Gruppe)
- Pseudomonas-Gruppe
- Stenotrophomonas maltophilia, Burkholderia cepacia
- Acinetobacter spp.

Grampositive Kokken:

- Enterococcus spp. (faecalis 90 %, faecium 10 %)
- Koagulase-negative Staphylokokken (z. B. St. epidermidis, St. hae-molyticus, St. saprophyticus)
- Staphylococcus aureus (nur ca. 3 %)

Quelle ist in der Regel die patienteneigene Flora aus Gastrointestinal-trakt, Perianalregion und Harnröhrenmündung.

Ähnlich wie beim Gefäßkatheter können Bakterien außen am Katheter entlang (zwischen Schleimhaut und Katheteraußenwand) in die Blase gelangen oder innen durch Hygienefehler.

7.4 Umgang mit Blasenverweilkathetern

7.4.1 Indikationen

Indikationen müssen streng gestellt werden und sind beispielsweise: Akuter Harnverhalt, Bilanzierung, Z. n. Urologischer Operation, mehrstündige Operationen, Palliative Therapie auf Wunsch des Patienten.

So früh wie möglich soll ein *transurethrale Katheter* wieder entfernt werden, für medizinische Einrichtungen ist eine tägliche Indikationsstellung mit Dokumentation in der Patientenakte gefordert. In Heimen kann ein größeres Intervall der Indikationsstellung durch die behandelnde Ärzteschaft bestätigt werden.

7.4.2 Technik der Blasenkatheterisierung

Nach hygienischer Händedesinfektion wird das Material vorbereitet:

- Sterile Handschuhe, steriles Abdeckmaterial, sterile Tupfer, sterile Pinzette, Schleimhautantiseptikum (bevorzugt Octenidin, bei Silikon kein Jod!), steriles Gleitmittel (bevorzugt mit Chorhexidin).
- Schleimhaut der Urethramündung nach Standard desinfizieren.
- Gleitmittel anwenden, kurz einwirken lassen (Schmerzreduktion).
- Katheter (< 18 Charriere bei Erstkatheterisierung) einführen, vorsichtig vorschieben, nur ein Einführungsversuch pro Katheter.
- Nach gelungenem Einführen fixieren (Ballon mit sterilem Aqua des. oder besser steriler 8–10 %igen Glycerin-Wasserlösung füllen), Ballonüberfüllung vermeiden.
- Steriles, geschlossenes Ableitungssystem anschließen, beim sogenannten »Bettbeutel« gibt es immer ein Rückschlagventil, bei den am Unterschenkel befestigten »Beinbeuteln« gelegentlich nicht. Dann muss aufgepasst werden, wann der mit Beinbeutel versorgte Patient die Beine hochlegt bzw. der Patient wird aufgefordert, sich vorher zu melden.

7.4.3 Harnabfluss sicherstellen

Dies geschieht, in dem man auch die Patienten/Bewohner anweist, ein Abknicken von Katheter und Ableitungssystem zu vermeiden. Der Auffangbeutel muss immer frei hängen, unter Blasenniveau. Mobile und unternehmungslustige Patienten/Bewohner sollten einen Beinbeutel erhalten.

Rechtzeitige Leerung beachten (Urin soll keinen Kontakt zu Rückschlagventil haben), dabei Einmalhandschuhe (nicht steril) tragen.

Die KRINKO sieht die intermittierende Abklemmung (»Blasentraining«) als veraltet an, es kann jedoch nach bestimmten Operationen sinnvoll sein und wird dann von der Hygieneabteilung genehmigt.

Auf Spülungen aus infektionspräventiven Indikationen heraus soll verzichtet werden.

7.4.4 Pflege

Die Pflege umfasst die folgenden Schritte:

* Händedesinfektion,
* Anlegen keimarmer Einmalhandschuhe,
* Inkrustationen antiseptisch (mit Octenidin) und Kompresse beseitigen,
* Kompresse entsorgen,
* Reinigung des Genitals mit Wasser und Seifenlotion ohne Zusatz antiseptischer Substanzen, dabei
* jeden Zug am Katheter vermeiden.

Wechselintervalle aus hygienischer Sicht bei Bedarf (Obstruktion, starke Verschmutzung, Urethritis durch allergische Reaktion auf Weichmacher) nach individuellen Gesichtspunkten.

Bedingt durch die gesetzliche Regelung, dass Fremdkörper, die länger als 28 Tage im Körper verweilen, als *Implantate* gelten, wird der Wechsel in den Herstellerangaben immer nach 28 Tagen empfohlen. Da aber jedes überflüssige Neulegen wiederum ein

Infektionsrisiko darstellt, kann die Hygienekommission entscheiden, wie individuell vorzugehen ist. Gedeckt ist dies durch die KRINKO-Empfehlung, die nach § 23 Abs. 3 IfSG den Stand der medizinischen Wissenschaft repräsentiert.

7.4.5 Suprapubische Blasenkatheter

Suprapubische Blasenkatheter haben eine klassische Austrittsstelle, die denen von Venenkathetern ähnelt und pflegerisch gut zugänglich ist. Da die Haut sehr viel besser desinfiziert werden kann als die Harnröhre, ist auch beim Legen das Infektionsrisiko deutlich geringer als bei den transurethralen Harnwegskathetern, liegt aber noch über dem der Selbstkatheterisierung. Vor allem sind bei längerer Liegedauer suprapubische Katheter vorzuziehen. Sie erfordern allerdings eine gewisse Kooperation der Patienten oder Bewohner, da sie leicht mechanisch irritiert werden können. Kontraindikationen sind Fettleibigkeit, Raumforderungen im Unterleib, erhöhte Blutungsneigung, Hauterkrankungen im Bereich der geplanten Eintrittsstelle u. a.

7.4.6 Urostomata

Musste die Blase entfernt werden, wird der Harnabfluss über Urostomata sichergestellt. Unterschieden werden trockene oder nasse Urostomata. So genannte trockene Urostomata sammelt den Urin in entsprechend plastisch operierten Dünndarmschlingen (Pouch, Ileumconduit) und müssen etwa alle 3 Stunden entleert werden. Bei nassen Urostomata sickert ständig Urin über kleine Katheter durch die Bauchhaut in einen Urinbeutel. Dieser kann über ein Ablaufsystem entleert werden oder aber mit einem Beutel mit großem Fassungsvermögen, z. B. für die Nacht, verbunden werden. Am Tag können auch Beinbeutel angeschlossen werden.

Bei der *Trans-Uretherostomie* werden die beiden noch intakten Harnleiter vereinigt und gemeinsam über die Haut ausgeleitet, der Urin wird in einem Beutel aufgefangen.

Konnten die Harnleiter nicht vereinigt werden und müssen einzeln über die Haut ausgeleitet werden, liegt eine *Harnleiter-Haut-Fistel* vor.

Unter Umständen ist sie für beide Harnleiter notwendig, sodass die Betroffenen zwei Beutel tragen, die bereits ab einer Füllung von etwa einem Drittel entleert werden, da sonst durch das zunehmende Gewicht ein Haftungsverlust entstehen kann.

Zur Reinigung der peristomalen Haut ist kein Antiseptikum erforderlich, es reicht, vorsichtig mit warmen Wasser und keimarmen Tuch und ggf. mit Einsatz einer Waschlotion zu reinigen. Sie erfolgt stets von innen nach außen, also vom Stoma weg. So wird das Hautmikrobiom erhalten und kann seinen Anteil an der Infektionsprävention leisten.

8 Pneumonieprävention

8.1 Rechtsgrundlagen

- Arbeitsgemeinschaft Pädiater/KRINKO: »Anforderungen an die Hygiene bei der medizinischen Versorgung von Patienten mit zystischer Fibrose (Mukoviszidose)« (2012)
- KRINKO/RKI: »Prävention der nosokomialen beatmungsassoziierten Pneumonie« (2013)
- TRBA 250

8.2 Risiken für Pneumonien im Allgemeinen

Die Trachealschleimhaut hat wie andere Schleimhäute mit Außenkontakt ein Gleichgewicht bestehend aus Zellen der körpereigenen Abwehr, mechanischen Abwehrelementen wie Flimmerhärchen und einer dünnen bakteriellen Besiedlung. Kleine Bronchien und Alveolen sind steril, dennoch aber mit Abwehrzellen ausgestattet. Bewegung ist ein wichtiges Element der Abwehr in der Lunge, Immobilität kann zu Sekretstau führen und damit Bakterien günstige Ausgangsbedingungen schaffen. Dies gilt auch für das Krankheitsbild der zystischen Fibrose (Mukoviszidose) mit sehr zähem Sekret. Sekretansammlungen mit bakterieller Besiedlung finden sich aber auch bei COPD. Als Besiedler fungieren in der Regel Wasserkeime, allen voran *Pseudomonas aeruginosa*.

8.3   Pneumonieerreger (Beispiele)

Tab. 10: Beispiele für Pneumonieerreger

Typische Pneumonie (Lobärpneumonie)	Atypische Pneumonie (interstitielle Pneumonie)	Sonderformen
Streptococcus pneumoniae	*Chlamydophila pneumoniae*	Tuberkulose
Haemophilus influenzae	*Mycoplasma pneumoniae*	Aspergillose
Escherichia coli	*Legionella pneumophila*	Abszedierende Pneumonie (*Staphylococcus aureus*)
Klebsiella pneumoniae	Influenza-Virus	Ornithose (*Chlamydophila psittaci*)
Pseudomonas aeruginosa	Respiratory Syncitial-Virus	

Nicht mehr als Pneumonieerreger gelten Enterokokken und Hefepilze (Candida).

Die Diagnostik umfasst primär eine Röntgenaufnahme des Thorax und Blutkulturen. Zur Diagnostik einer Tuberkulose wird bevorzugt eine bronchoalveoläre Lavage (BAL) durchgeführt. Solange der Verdacht nicht ausgeschlossen ist, sollte der Patient isoliert und in Schutzkleidung gepflegt werden.

8.4 Schutzkleidungsempfehlungen

Nicht alle Erreger von Pneumonien können bei Pflegepersonal Infektionen auslösen, die Schutzkleidung dient also dem Schutz anderer Patienten mit Abwehrschwäche vor Übertragungen.

Immerhin soll nach TRBA 250 erwogen werden, ob beim Absaugen generell ein Mund-Nase-Schutz getragen werden soll. Auch werden, zumindest bei Personal, das unter relativ trockenen Augen leidet und/oder schon häufiger Bindehautentzündungen hatte, Schutzbrillen empfohlen (▶ Tab. 11).

Tab. 11: Schutzkleidungsempfehlungen

Erreger	Kittel	Schürze	Mund-Nase-Schutz (MNS)/Schutzbrille	Hinweise
Streptococcus pneumoniae		X	X/X	Beim Absaugen
Haemophilus influenzae		X	X/X	
Escherichia coli		X	X/X	Kittel bei MRGN*
Klebsiella pneumoniae		X	X	
Pseudomonas aeruginosa		X	X	
Chlamydophila pneumoniae		X		
Mycoplasma pneumoniae		X		
Legionella pneumophila		X		
Influenza-Virus	X		X/X	

Tab. 11: Schutzkleidungsempfehlungen – Fortsetzung

Erreger	Kittel	Schürze	Mund-Nase-Schutz (MNS)/Schutzbrille	Hinweise
Respiratory Syncitial-Virus	X		X/X	
Aspergillose	X			Schürze bei Durchfeuchtung
Abszedierende Pneumonie (*Staphylococcus aureus*)		X	X/X	Kittel bei MRSA
Ornithose (*Chlamydophila psittaci*)		X		
Tuberkulose-Komplex	X	(X)	FFP2-Maske	

*) *Multiresistente gramnegative* (Stäbchenbakterien)

8.5   Prävention der Pneumonie

8.5.1   Mundpflege

Die *Mundpflege* unter besonderer Berücksichtigung von *Soorbelägen* (Hefepilz *Candida*) ist aus pflegerischer Sicht die wichtigste Maßnahme zur Pneumonieprophlaxe. Schleimhäute müssen feucht sein, um eine optimale Funktion der Standortabwehr zu gewährleisten. *Candida* selbst gilt heute nur im Ausnahmefall als Pneumonieerreger, kann aber im Biofilm der Soorbeläge entsprechenden Erregern eine Heimat bereiten.

Mundpflegemittel sollen keimarm, müssen aber nicht steril sein. Wasserkeime (*Pseudomonas, Burkholderia, Ralstonia pickettii, Stenotrophomonas maltrophilia*) dürfen nicht enthalten sein. Wünscht der Bewohner Mundpflege z. B. mit Rotwein, ist im Sinne der biographischen Pflege und der basalen Stimulation nichts dagegen einzuwenden.

Verschiedene Möglichkeiten der Mundpflege wurden entwickelt, heute werden gerne fertig getränkte Tupfer und/oder künstlicher Speichel verwendet. Bei (Dauer-)Beatmung ist die sorgfältig durchgeführte Mundpflege ein wichtiges Mittel der Prävention. Dabei sind auch Zahnersatz und Gebiss zu beachten. Herausnehmbare Teile werden mit handelsüblichen Reinigern, z. B. in Form von Sprudeltabletten in Wasser, hinreichend gut aufbereitet und sollten anschließend entweder gleich eingesetzt werden oder Gelegenheit zum Trocknen bekommen. Lagerung über Nacht in Leitungswasser kann zur Kontamination mit Wasserkeimen führen.

8.5.2 *Schlucktraining*, Andicken von Nahrungsmitteln

Schluckstörungen führen zu (Mikro-) *Aspiration*, das heißt das potentielle Erreger nebst Fremdkörper in die Atemwege gelangen. Bedingt durch Speise- oder Getränkereste sind sie für die Zellen der körpereigenen Abwehr schwer zu fassen. Daher muss ein *Verschlucken* minimiert werden. Dies kann durch entsprechendes Training und Andicken von flüssigen Speisen erreicht werden. Speichelseen bei Schluckstörungen sollten nach Bedarf abgesaugt werden. Auch sonst gilt: Bedarfsgerechtes Absaugen, sterile Katheter, ggf. Zwischenspülung mit sterilem Wasser.

Beim trachealen *Absaugen* soll ein Monitoring des Trachealsekretes in Bezug auf Veränderung in Farbe, Transparenz und ggf. Konsistenz erfolgen. Änderungen sollten zur mikrobiologischen Untersuchung führen.

Bei Beatmeten tragen eine Oberkörperhochlagerung (30–45°), die aber kein Dogma ist und bei verschiedenen Situationen, z. B. postoperativ, unterlassen werden kann, sowie eine möglichst niedrig dosierte Sedierung (Erhalt der Reflexe) zur Prävention bei.

8.5.3   Mobilisierung und *Atemtraining*

Das Lungensekret muss verteilt und resorbiert werden. Dies wird am besten durch Atemtraining erreicht, hierzu gibt es geeignete Medizinprodukte, die bei patientenbezogener Nutzung auch keiner Aufbereitung bedürfen. Aber auch Körperbewegungen sind hilfreich, daher wird für eine Frühmobilisation plädiert. Bei Mukoviszidose wird auch eine entsprechende Klopf-Massage durchgeführt.

8.5.4   Inhalation

Inhalation wird gerne verordnet. Hier gilt: Sterile Flüssigkeiten in desinfizierten Behältern, ausgenommen ist der »Kamillendampf«, der aufgrund seiner ätherischen Öle unverändert eingesetzt werden kann.

Inhalationsgeräte werden nach Herstellerangaben aufbereitet, wobei bei patientenbezogener Nutzung eine Sterilisation der Mundstücke entfallen kann. Wird desinfiziert, muss das Desinfektionsmittel entweder rückstandslos verdunsten (Alkohol) oder nach Ende der Einwirkzeit durch Klarspülen entfernt werden.

8.5.5   Aufbereitung und Wechsel von Medizinprodukten

Absauggeräte sollen nach Herstellerangaben abgewischt werden, der Absaugschlauch wird mit Wasser durchgespült, während der Absaugkatheter als Einmalmaterial verworfen wird. Für den Fall, dass es sich nicht um Einmalmaterial handelt, kann das Sekretauffanggefäß nach Leerung und Reinigung (Schutzkleidung: Schürze und Handschuhe) desinfiziert und wiedereingesetzt werden.

> Die TRBA 250 empfiehlt einen Mund-Nase-Schutz bei offenem Absaugen. Bei Mitarbeitenden mit »trockenen Augen«, die meist bereits mehrere bakterielle Bindehautentzündungen hatten, sollte eine Schutzbrille dazukommen.

Geschlossene Absaugsysteme sind insbesondere bei Patienten mit multiresistenten Erregern im Trachealsekret sinnvoll, da mit ihnen die patientennahe Umgebung weniger kontaminiert wird. Das Wechselintervall richtet sich nach Herstellerangaben.

Bei Beatmungsschläuchen ist zu beachten, dass weniger eine Kontamination des in der Regel durch Filter geschützten Inneren erfolgt, sondern das durch die Riffelung praktisch nicht zu desinfizierende Äußere zur Quelle der Weitergabe von Erregern werden kann. Daher hat sich bei patientenbezogener Nutzung ein Wechselintervall von 7 Tagen bewährt.

Beim Einsatz von HME erfolgt ein Wechsel nach 48 Stunden, dafür ist ein Routinewechsel der Beatmungsschläuche nicht erforderlich.

Beatmungsgeräte werden mit geeigneten gebrauchsfertigen Desinfektionstüchern (Wipes) abgewischt, die Herstellerangaben sind insbesondere in Bezug auf Touchscreens und Monitore zu beachten. Wasserfallen regelmäßig leeren, Kondenswasser aus Schläuchen regelmäßig entfernen.

Bei hochkontagiösen Erregern (Acinetobacter MRGN, Enterokokken VRE, Influenza z. B.) empfiehlt die KRINKO eine möglichst häufige Desinfektion der Patientennahen Umgebung, es kann auch zur Schlussdesinfektion eine Wasserstoffperoxid-Verneblung erwogen werden.

8.5.6 *Tracheostomapflege*

Detailliertere Hinweise zur Tracheostomapflege finden sich in der RKI-Empfehlung »Infektionsprävention in Heimen« (2005).

Als »frisches« Tracheostoma werden alle Tracheostomata bezeichnet, bei denen es noch nicht zur Abheilung der Wunde mit Ausbildung eines Stomakanals gekommen ist, sie werden gepflegt wie frische Operationswunden. Nach Händedesinfektion werden keimarme Einmalhandschuhe angelegt. Werden alle Medizinproduk-te nur mit der sterilen Seite zur Wunde geführt, bedarf es keiner sterilen Handschuhe, die müssen aber auf jeden Fall angelegt werden, wenn die Wunde direkt berührt werden muss. Die Wunde wird dabei vorsichtig mit kochsalzgetränkten Kompressen gereinigt, bei Bedarf anschließend aseptisch behandelt.

Ist das Tracheostoma »alt«, also ephitelialisiert, kann nach Bedarf gereinigt werden, eventuell mehrmals täglich (dann aber schonend). Hierzu können frische Waschlappen, frische Mullkompressen oder vorgetränkte handelsübliche Reinigungstücher, falls dafür zugelassen, herangezogen werden.

Krusten oder Borken können schonend mit einer Pinzette oder mit einem mit physiologischer Kochsalzlösung getränkten Tuch entfernt werden.

8.5.7   Wechsel der *Trachealkanüle*

Konnte der Patient oder Bewohner abhusten oder wurde abgesaugt, wird die Trachealkanüle mit keimarmen Einmalhandschuhen ent-fernt bzw. in eine Nierenschale abgelegt. So lange noch eine Wunde besteht, muss die neue Kanüle steril und unter aseptischen Bedingun-gen eingesetzt werden.

Ist das Tracheostoma dagegen gut epithelialisiert, reicht eine Desinfektion aus. Zum Selbstschutz werden nach Händedesinfektion keimarme Einmalhandschuhe angelegt. Der Bewohner, der sein Tracheostoma selber versorgt, braucht dagegen nur die Hände zu waschen.

9 Wundversorgung

9.1 Rechtsgrundlagen

Trotz der erheblichen Bedeutung und Fallzahlen gibt es bisher zur Versorgung von chronischen Wunden und detaillierten Aspekten der Wundreinigung noch keine eigene KRINKO-Empfehlung. Fragmente für einen möglichen Standard aus hygienischer Sicht finden sich in verschiedenen Empfehlungen, insbesondere »Infektionsprävention in Heimen« (2005) und mit Einschränkungen »Prävention postoperativer Wundinfektionen« (2018). Natürlich gilt auch hier die TRBA 250 in Angelegenheiten des Personalschutzes.

9.2 Mikrobiologische und biochemische Situation der Wunden

9.2.1 Mikrobiologie der Wunde

Sofort mit Entstehen einer Wunde kommt es zur Kontamination durch das Hautmikrobiom (früher Hautflora genannt), um eine Kolonisationsresistenz (Besiedlung zur Verdrängung und Bekämpfung fremder Bakterien) aufzubauen. Auch saubere, problemlos abheilende Wunden sind besiedelt, wobei gerade bei chronischen Wunden keineswegs immer Hautkeime, sondern auch Darmkeime und Wasserkeime sowie ggf. deren multiresistente Varianten nachgewiesen werden.

Der Kontamination folgt bedingt durch das Nährstoffangebot und die Verhältnisse unter einem Verband (Temperaturen um 26°C, ausreichend Feuchte) eine Kolonisation, die auch eine Biofilmbildung ermöglicht. Bleibt das breite Spektrum an Bakterienspezies erhalten, bildet sich mit der körpereigenen Abwehr vor Ort ein Gleichgewicht, das eine Infektion verhindert und Heilung auch bei relativ hohen Keimzahlen erlaubt.

Wird in dieser Phase ein Wundabstrich gewonnen, zeigt sich auch hier noch eine gemischte Besiedlung.

Von einer »kritischen Kolonisation« wird gesprochen, wenn zu unterstellen ist, dass alleine der Stoffwechsel der besiedelnden Bakterien die Heilung verzögert, also noch keine Infektion. Insgesamt ist dies aber sehr unwahrscheinlich, bei Heilungsverzögerung ist daher dringend nach anderen Ursachen, z. B. Mikrozirkulationsstörungen, zu suchen.

Die *Wundinfektion* ist eine klinische Diagnose, die seit Jahrtausenden beschrieben wird mit den fünf klassischen Leitsymptomen Dolor (Schmerz), Rubor (Rötung), Tumor (Schwellung), Calor (Überwärmung) und Functio laesa (deutliche Heilungsstörung bzw. Heilungsrückschritt). Eiter ist ein typisches Symptom, nicht alle Wundinfektionen sind aber eitrig, Infektionen mit *Pasteurella multocida* nach Tierbiß oder Gasbrand sind in der Regel nicht eitrig.

9.2.2 Biochemie der Wunde

Akut verschließen Thrombozyten jede frische Wunde provisorisch und rufen Mastzellen auf den Plan, die mittels Histaminabgabe die initiale Vasokonstriktion aufheben und so die Einwanderung weiterer Zellen, etwa Makrophagen und neutrophiler Granulozyten, erleichtern. Die entstehende Extrazellularmatrix, die mit eingelagerten Kollagenfasern Keratinozyten und Fibroblasten ermöglicht, leitet dann, begleitet von einer Entzündungsreaktion, die den pH ins Saure verschiebt und damit pathogenen Bakterien die Kolonisation erschwert, die Heilung ein.

Bei einer chronischen Wunde wird durch bakteriellen Proteinabbau der pH in den Neutralbereich oder in leicht alkalische Regionen verschoben, was den Bakterien zugute kommt. Störungen der Mikrozirkulation erschweren oder verhindern die Heilung, je nach Ausmaß, beispielhaft für eine solche Gradierung sei die Wagner-Einteilung beim diabetischen Fuß genannt. Hier ist mit zunehmendem Sauerstoffmangel im Gewebe die Abwehr der Wunde beeinträchtigt und die Zusammensetzung der Extrazellularmatrix labil, bis es letztlich zur Nekrose kommt, wenn nicht interveniert wird.

9.3 Wundreinigung

Die Wundreinigung nach Entfernen des alten Verbandes geht grundsätzlich allen weiteren Schritten voraus. Nur auf gereinigten Wunden können Antiseptika sinnvoll eingesetzt werden. Die Indikation für eine systemische Antibiotikagabe ist streng zu stellen (Erysipel, Phlegmone, Verdacht auf septische Streuung), da bedingt durch die Mikrozirkulationsstörungen am Wundgrund nicht die notwendigen Konzentrationen erreicht werden.

9.3.1 Methoden der Wundreinigung

Tab. 12: Methoden der Wundreinigung

Bezeichnung	Methode	Empfohlene* Schutzkleidung
Cleaning (mechanische Reinigung)	Auswischen der Wunde mittels sterilem Tupfer oder Debridierschwamm bzw. steriler Kompresse, grundsätzlich aus der Wunde heraus	Handschuhe, ggf. Einmalschürze (bei multiresistenten Erregern oder akuten Infektionen) Kittel bei Verdacht auf zusätzlicher Besiedlung der Atemwege durch MRE

Tab. 12: Methoden der Wundreinigung – Fortsetzung

Bezeichnung	Methode	Empfohlene* Schutzkleidung
Rinsing (Spülung)	Spülen der Wunde mittels steriler physiologischer Kochsalzlösung oder Ringerlösung, sterilfiltriertes Leitungswasser oder konservierter Wundspüllösung	Handschuhe und Einmalschürze (Gefahr der Durchfeuchtung) Kittel bei Verdacht auf zusätzlicher Besiedlung der Atemwege durch MRE
Cleansing	Kombination aus mechanischer Reinigung und Spülung	Handschuhe und Einmalschürze (Gefahr der Durchfeuchtung) Kittel bei Verdacht auf zusätzlicher Besiedlung der Atemwege durch MRE
Autodébridement, Autolyse	Wunde wird mit einem Hydrokolloidverband abgedeckt, körpereigene Enzyme bauen nekrotisches Material ab	Handschuhe ggf. Einmalschürze (bei multiresistenten Erregern oder akuten Infektionen)
Débridement	Entfernung von Nekrosen mittels Skalpell, Ringkürette oder Jet-Lavage	OP-Kleidung komplett, bei Jet-Lavage zusätzlich Visier oder Schutzbrille
Niederdrucktherapie	Mittels Pumpe und einem passgenauen Schwamm wird ständig das Wundsekret abgeführt	OP-Kleidung komplett (Anlage und Schwammwechsel finden immer im OP statt)
Biochirurgie, Madentherapie	Larven der Goldfliege Lucilia sericata in z. B. »bio bags« lysieren mit ihrem Speichel	Handschuhe, ggf. Einmalschürze (bei multiresistenten Erregern oder akuten Infektionen)

Tab. 12: Methoden der Wundreinigung – Fortsetzung

Bezeichnung	Methode	Empfohlene* Schutzkleidung
	Nekrosen und nehmen dabei auch Bakterien mit auf	Kontraindiziert bei Kolonisation oder Infektion mit Pseudomonas aeruginosa
Versorgung größerer infizierter Wunden, Dauer voraussichtlich > 15 Min.	Auswahl aus den nicht im OP durchgeführten Methoden	Handschuhe, Mund-Nase-Schutz als Berührungsschutz, Schutzkittel, ggf. Einmalschürze (bei Spülungen)

*) Auf der Basis der Forderungen in der aktuellen TRBA 250

9.3.2 Wischrichtung bei der mechanischen Wundreinigung

Obwohl Jahrzehnte lang gelehrt wurde, dass »reine« Wunden von innen nach außen und »septische« Wunden von außen nach innen zu reinigen sind, ist dies heute sowohl rechtlich wie fachlich falsch. Denn ein von außen in eine Wunde geführter Tupfer trägt nicht nur Bakterien und Fremdkörper (z. B. Hautschuppen, Verbandreste) ein, sondern gilt nach MPBetreibV auch als unsicheres Medizinprodukt.

Daher ist die *Wischrichtung* heute grundsätzlich von innen nach außen. Bei »septischen« Wunden erfolgt danach eine zeitgemäße Antisepsis.

9.3.3 Der Pflegestandard zur Wunde aus hygienischer Sicht

Tab. 13: Pflegestandard zur Wunde

Was	Wie	Bezug
Händedesinfektion	Eigenverantwortliche Einreibemethode	KRINKO/RKI 2016
Schutzkleidung	Handschuhe, ggf. erregerbezogen erweitert nach Hygieneplan	TRBA 250
Handschuhe unsteril	Anlegen nach Entnahme aus kontaminationsgeschützter Handschuhbox	KRINKO/RKI 2016
Abwickeln des alten Verbandes	Ggf. eingesetzte Verbandschere für äußere Verbände muss nicht steril sein, soll aber nach Kontamination geeignet desinfiziert werden	KRINKO/RKI 2012, MPBetreibV
Entfernen der Wundauflage	Möglichst erst nach 24–48 Stunden, bei Durchfeuchtung sofort. Non-Touch-Technik bevorzugen, Streuung der potentiellen Erreger auf der Wunde beachten	KRINKO/RKI 2007 KRINKO/RKI 2005
Handschuhe wechseln	Unsteril, wenn Non-Touch-Technik. Sterile Handschuhe, wenn Wundberührung erforderlich	KRINKO/RKI 2005
Wunde reinigen	Geeignete Technik wählen	KRINKO/RKI 2005
Wunde spülen	Sterile Lösung, konservierte Lösung nach Anordnung,	KRINKO/RKI 2005 KRINKO/RKI 2010

Was	Wie	Bezug
	alternativ filtriertes Leitungswasser. Lokalantibiotika sind generell kontraindiziert. Systemische Antibiotikagabe sollte nur bei Lymphadenitis oder Phlegmone/Erysipel eingesetzt werden.	
Ggf. Antiseptikum applizieren ODER Madentherapie	Aufbringen eines Antiseptikums ODER der Maden	KRINKO 2005 KRINKO 2018
Neue Wundauflage auflegen	Non-Touch Technik, zugeschnittene Auflagen: Rest gilt als unsteril	KRINKO/RKI 2005 MPBetreibV
Sekundären Verband zum Stützen, Halten oder Komprimieren anlegen	Ggf. eingesetzte Verbandschere muss nicht steril sein, soll aber desinfiziert sein	KRINKO/RKI 2005 MPBetreibV
Entsorgen des Abfalls	In der Regel nach AS 18 01 04 und AS 18 01 01 (»Sharps«, Kanülensammelbehälter)	Anhang 8 der TRBA 250

10 Grundlagen der Flächendesinfektion

Definitionen

Reinigung: Beseitigung aller sichtbaren Verunreinigungen (z. B. Schmutz, Staub, Organisches Material mit anhaftenden Mikroorganismen).

Abreicherung: Durch mehrfache gründliche Reinigung hintereinander – mit jeweils frischem Lappen – wird eine der Desinfektion ähnliche Keimreduktion erreicht. Dies ist zum Beispiel in der Altenpflege sinnvoll, wenn Bewohner eigene Möbel mit empfindlichen Oberflächen mitbringen durften und eigentlich ein Desinfektionsbedarf besteht. Der Einsatz von Möbelpolitur mit ätherischen Ölen erhöht die antimikrobielle Wirkung.

Desinfektion: Reduktion, Inaktivierung und Abtötung pathogener Mikroorganismen/Viren auf Flächen und Gegenständen soweit, dass von diesen keine Infektionsgefahr mehr ausgeht.

Verneblung: Früher auch als Raumdesinfektion bezeichnet. Durch ein Gerät wird bei der Schlussdesinfektion nach einer gründlichen Wischdesinfektion Wasserstoffperoxid vernebelt, um alle Winkel zu erreichen.

Sterilisation: Abtötung bzw. Inaktivierung aller Mikroorganismen und Viren einschließlich bakterieller Sporen

10.1 Rechtsgrundlagen

Die derzeit umfassende, aber nicht mehr aktuelle Rechtsquelle ist die KRINKO-Empfehlung »Anforderungen an die Hygiene bei der Reinigung und Desinfektion von Flächen« (2004). Hinweise finden sich für den OP in der KRINKO-Empfehlung: »Prävention postoperativer Wunden« (2018) und für Heime und vergleichbare Gemeinschaftseinrichtungen in »Infektionsprävention in Heimen« (KRINKO 2005). Natürlich hat auch die TRBA 250 ein paar Elemente, die im Hygieneplan zu berücksichtigen sind.

10.2 Was ist »Schmutz«?

Flächen werden bei täglichem Gebrauch mit Bakterien, Schimmelpilzsporen, Hautfett Körperflüssigkeiten und Staub (Konglomerat aus Kleiderfasern, Pollen, Feinstäuben von Industrie und Verkehr, kleinen Hautschuppen) belastet. Dazu kommen ggf. Reste von Lebensmitteln, Getränken und Medikamenten, eventuell Tierhaare, wenn die Tierhaltung oder Tierbesuch in der Einrichtung erlaubt ist.

Beim Sprechen und Husten, aber auch schon mit der normalen Atmung, geben wir Bakterien aus dem Nasen-Rachen-Mikrobiom an unsere Umgebung ab. Sie sammeln sich auf allen Oberflächen in Reichweite (ca. 1 m). Außerdem kommt es zur Kumulation, da die »Haltbarkeit« von potentiellen Erregern auf Flächen durchaus Monate betragen kann.

Alle Gegenstände, die wir mit der Haut und den Händen berühren, werden mit Spuren des Fettfilms der Haut und dem daran haftenden Hautmikrobiom kontaminiert.
In einer Pflegeeinrichtung muss deswegen aber keine flächendeckende Desinfektion erfolgen.

10.3 Unterschiede zwischen Reinigung und Desinfektion

Tab. 14: Vergleich Reinigung und Desinfektion

	Reinigung	Desinfektion
Keimreduktion	50–80 %	85–99,9 %
Überlebende Erreger auf Utensilien und in Lösung	Ja	Wenige
Gutachten/Listungen verfügbar	Nein	Standard
Optischer Effekt	Gut	Optische Sauberkeit ist nicht das Ziel einer Desinfektion.

10.4 Reinigung – Anforderungen

Für einen guten Reinigungserfolg müssen die Reinigungskräfte stets saubere Reinigungsgeräte und Utensilien zum Einsatz bringen. Ein farblich getrenntes System für Inventar, Sanitärbecken und Toiletten erlaubt den Einsatz unterschiedlicher Mittel. Durch entsprechende Organisation der Abläufe müssen Keimverschleppung aus Bereichen mit höherem Kontaminationsrisiko verhindert werden.

Saure Sanitärreiniger erreichen durchaus eine gewisse Keimreduktion durch die Kombination des niedrigen pH-Werts und der Entkalkung. Als desinfizierend dürfen sie aber nur nach bestimmten Labortests bezeichnet werden.

Desinfizierende Aufbereitung aller Reinigungsutensilien ist zu fordern, z. B. 90°C-Wäsche von Wischbezügen und Lappen, anschließend müssen die Wischutensilien trocken lagern oder aber mittels

Vortränkung mit Reinigungs- oder Desinfektionsmittel einsatzbereit gemacht werden.

> Gezielte Desinfektion ist bei allen zu reinigenden Bereichen mit Kontaminationsrisiko einzusetzen. Damit ist die punktuelle Desinfektion nach Kontamination einer gereinigten Fläche gemeint, z. B. Fußboden im Flur.

10.5 Desinfektionsmittel und Desinfektion von Flächen

10.5.1 Hinweise zu Desinfektionsmitteln

Die Konzentrate, aus denen dann entweder mittels Mischanlage oder manuell die Gebrauchslösung angesetzt wird, sind Gefahrstoffe, kenntlich an einer oder mehreren roten Raute(n) auf dem Etikett. Sicherheitsdatenblätter und Betriebsanweisungen gemäß § 14 GefStoffV müssen vorhanden sein, die Produktinformationen sollten gelesen und beachtet werden. Die in den Betriebsanweisungen angegebenen Schutzmittel (z. B. chemikaliendurchschlagsichere Handschuhe, Schutzbrille) und Schutzkleidung anwenden!

Desinfektionsmittel werden kalt angesetzt, Präparate (alt/neu oder Desinfektionsmittel/Reiniger) nicht mischen, da es zur Inaktivierung der Desinfektion kommen kann.

Ausreichend, aber nicht zu viel aufbringen, vorgetränkte Tücher (Wipes) müssen sich bis zum Einsatz in der verschlossenen Box oder dem Eimer befinden und die damit desinfizierte Fläche sollte beschränkt sein, hierzu Herstellerangaben einsehen.

10.5.2 Festlegungen zur Routine-Desinfektion

Neben Produkt, Gebrauchskonzentration und Spektrum (wie bei der Händedesinfektion gibt es begrenzt viruzid, begrenzt viruzid PLUS und viruzid, hier gleich sporozid) kann festgelegt werden, welche Bereiche oder Räume einer Einrichtung desinfiziert und welche gereinigt werden. Dies wird von der Hygieneabteilung bzw. von Hygienebeauftragten durchgeführt.

Bei der routinemäßigen Flächendesinfektion kann die Fläche nach Trocknung wieder genutzt werden, auch im OP. Bei der Schlussdesinfektion wie auch bei den anderen Desinfektionen (Haut, Instrumente) ist die vom Hersteller angegebene Einwirkzeit einzuhalten.

Die Remanenz – das Weiterwirken von Desinfektionsmitteln nach der Trocknung – beträgt unter Praxisbedingungen kaum mehr als ein paar Stunden.

10.5.3 Schlussdesinfektion

Diese wird durchgeführt, wenn ein isolierter Patient entlassen wird oder die Isolierung aufgehoben wird. Anhand einer Checkliste werden die über die Maßnahmen der Routinedesinfektion hinausgehenden Aufgaben definiert, z. B. Wechseln der Vorhänge). Die Schlussdesinfektion ist eine Wischdesinfektion mit einem geeigneten Mittel, die durch eine Verneblung ergänzt werden kann.

10.5.4 Lagerung von Reinigungsutensilien

Reinigungsutensilien wie der Reinigungswagen sowie frische Mopps und Lappen sollten in einem eigenen Raum vor Kontaminationen geschützt gelagert werden.

In einem (verschließbaren) Schrank werden die Reinigungsmittel gelagert, die ja teilweise Gefahrstoffe sein können. Entsprechend muss eine Betriebsanweisung nach § 14 GefStoffV leicht einsehbar vorgehalten werden.

Der Putzraum sollte nicht ein Lager für schmutzige Wäsche, Abfall oder Mülltrennung sein. Auch die Aufbereitung von Medizinprodukten muss in geeigneten Räumen stattfinden.

Der Raum muss für die Patienten oder Bewohner unzugänglich sein.

11 Aufbereitung von unkritischen und semikritischen Medizinprodukten

Definitionen

Hersteller von Medizinprodukten sind die, die sie produzieren. Sie müssen eine Konformitätsbescheinigung vorlegen (CE-Zeichen) und Angaben zur Aufbereitung, Pflege und Lagerung des Produkts machen.

Reine *Inverkehrbringer* von Medizinprodukten sind Händler, die Medizinprodukte vertreiben, die sie nicht selber hergestellt haben. Oft importieren sie Medizinprodukte aus dem Ausland. Sie haben in diesem Falle alle Pflichten der Hersteller, müssen also ein CE-Zeichen beschaffen und eine leicht verständliche Herstelleranweisung bereitstellen.

Betreiber sind Einrichtungen, die Medizinprodukte erwerben und die Pläne zur Aufbereitung, Wartung, Pflege etc. in Anlehnung an die Herstelleranweisungen zu erstellen haben. Außerdem verantworten sie die Personalschulung

Anwender sind die, die die Medizinprodukte anwenden, also Pflegekräfte, Ärzteschaft etc., sie haften für Probleme bei der Anwendung und sind daher verpflichtet, die Funktion zu prüfen und die Anwendung bei fehlender Kenntnis der Funktion oder Verdacht auf Defekte abzulehnen.

11.1 Rechtsgrundlagen

Auch bei der Aufbereitung von unkritischen Medizinprodukten gelten das MPG (Hersteller oder Inverkehrbringer muss Herstelleranleitung mit Hinweisen zur Desinfektion liefern) und die MPBetreibV (Betreiber muss Arbeitsanweisungen unter Beachtung der Herstellerangaben und der gemeinsamen Empfehlung »Anforderungen an die Hygiene bei der Aufbereitung von Medizinprodukten« (2012) der KRINKO und des BfArM erstellen, Anwender muss sie nutzen).

11.2 Risikobewertung von Medizinprodukten

Die Risikobewertung von Medizinprodukten richtet sich nach deren Anwendung:
In der stationären und ambulanten Altenpflege finden sich in der Regel nur unkritische und semikritische Medizinprodukte, da für die Wundversorgung meist nur Einmalinstrumente vorgehalten werden.

»Kritisch C«-Medizinprodukte werden nur in Forschungseinheiten und bei der Industrie aufbereitet und kommen somit auch im Krankenhaus nicht vor (▶ Tab. 15).

Tab. 15: Risikogruppen

Risikogruppe	Beschreibung	Beispiele	Aufbereitung
Unkritisch	Kommen nur mit intakter Haut in Berührung	Stethoskop, Manschetten, Stauschlauch, Lagerungs-hilfen, Steckbecken, Toilettenstuhl	Mindestens Reinigung, Desinfektion

Tab. 15: Risikogruppen – Fortsetzung

Risikogruppe	Beschreibung	Beispiele	Aufberei- tung
Semikritisch A	Berührung mit intakter Schleim- haut oder krank- haft veränderter Haut, leicht aufzu- bereiten	Klemme zur Mundpflege Spekulum, Vagi- nalultraschallsonde	Regelhaft Desinfektion nach Grob- reinigung
Semikritisch B	Berührung mit in- takter Schleim- haut, schwerer aufzubereiten	Trachealkanüle Endoskop	Möglichst maschinelle Desinfektion
Kritisch A	Durchtrennt Haut oder Schleimhaut, Blutkontakt	Pinzette, Schere, Klemme, Meißel	Sterilisation
Kritisch B	Wie A, schwerer aufzubereiten	Spülsonde, Bohr- maschine, MIC-In- strumente	Sterilisation
Kritisch C	Wie B, aber ther- molabil	Implantate (nur In- dustrie)	Plasma- oder Gassterilisa- tion

Standards zur Aufbereitung von Medizinprodukten bilden die einzelnen Prozessschritte ab. Dies betrifft einerseits Instrumente, die ja in der Regel in der AEMP (Aufbereitungseinheit für Medizinprodukte) desinfiziert, verpackt und sterilisiert werden, sondern auch die auf der Station oder im Bereich aufzubereitenden Medizinprodukte. Der Reinigungs- und Desinfektionsplan mit seinen fünf Spalten (Was, Wann, Wie, Womit, Wer) gibt Auskunft, welche Mittel einzusetzen sind und wer die Arbeit durchführen muss (▶ Tab. 16).

Zu beachten ist, dass manchmal, z. B. wegen Monitoren oder Touchscreens, verschiedene Desinfektionsmittel oder gebrauchsfertige Tücher verwendet werden müssen.

Tab. 16: Aufbereitungsschritte

Aufbereitungs-schritt	Instrument	Gerät
Grobreinigung	Abwischen, ggf. durchspülen (Endoskope, andere Lumina)	Abrüsten, Abwischen, ggf. durchspülen (Absauggerät)
Transport	Geschlossener, durchstichsicherer, flüssigkeitsdichter Behälter	So, dass Personal, Pat. und Inventar nicht kontaminiert werden.
Vorreinigen	Abwischen, ggf. durchspülen ggf. mit Desinfektionsmitteln, Ultraschallbad oder Steamer	Abwischen, ggf. durchspülen, Enzymatischer Reiniger
Desinfektion	Maschinell mit validiertem Programm in RDG Manuell im Tauchbad, geöffnet, Zeit erfassen!	Maschinell (Steckbeckenspüler) Manuell abwischen, kann wieder genutzt werden, wenn trocken
Prüfung/Pflege	Ölen mit zugelassenen Präparaten, Inspektion auf Sauberkeit (Lupe), Funktionsprüfung	Funktionsprüfung, ggf. Ergänzung von Einmalteilen Technik verständigen bei Rostbildung, Oberflächenschäden
Verpackung	Geeignete Verpackung für Sterilisation oder Lagerung in desinfiziertem Zustand, Beifügung Chargenkontrollen	–
Sterilisation	Sterilisation mit validiertem Verfahren	–

Tab. 16: Aufbereitungsschritte – Fortsetzung

Aufbereitungs-schritt	Instrument	Gerät
Freigabe-regelung	Dokumentation der ordnungsgemäßen Aufbereitung, Auslieferung an Verbraucher trocken und mit intakter Verpackung	Lagerung möglichst staubfrei, trocken
Lagerung	Staub- und lichtgeschützt, Verpackungen nicht knicken	Staubgeschützt im Schrank oder Lagerraum

Tab. 17: Sterilgut und Lagerungsfristen

Verpackung	Art	Ungeschützt	Geschützt
Papier-Folien-Verpackung	Einfach	Alsbaldiger Verbrauch	6 Monate*
Papier-Folien-Verpackung Container	Doppelt	(24–48 Stunden)	6 Monate*
Transportkarton oder immer wieder verschlossener Umkarton	Lager	–	5 Jahre*

*) oder Herstellerangabe

11.3   Freigaberegelung

Die Freigabe dient der Mitteilung an alle Mitarbeiter, dass das Medizinprodukt fertig aufbereitet ist und wieder eingesetzt werden kann. Eine eindeutige Freigaberegelung ist bei allen im Bereich aufbereiteten Medizinprodukten erforderlich. Die Freigabe kann ohne weitere Dokumentation durch Verbringen an einen bestimmten Platz (z. B. Lager) erfolgen. Für sterilisierte Instrumente ist die Dokumentation erheblich aufwendiger.

11.4 Versand von Medizinprodukten zur Reparatur oder Eichung

Bei fehlerhafter Funktionsprüfung oder der Notwendigkeit zur Eichung, die nicht vor Ort durchgeführt werden kann, muss das Medizinprodukt weggeschickt werden. Vorher muss es desinfiziert werden (TRBA/BGR 250), die empfangende Stelle ist berechtigt, hierrüber einen Nachweis zu fordern. Ist bei einem Unfall aufgrund des Schadenshergangs zu vermuten, dass erregerhaltige Körperflüssigkeit in das Geräteinnere eingedrungen ist, ist dies dem Medizintechniker bzw. der Firma geeignet mitzuteilen, damit dort entsprechende Schutzmittel eingesetzt werden können.

12 Transport von kontaminierten Medizinprodukten und Proben für das Labor

12.1 Rechtsgrundlagen

Hier gelten die TRBA 250 (für Personal in Einrichtungen des Gesundheitsdienstes) und die TRBA 100 (für Personal in Laboratorien).

12.2 Anforderungen an die Transportbehälter

Sowohl Behälter für den Transport von kontaminierten Medizinprodukten als auch für die Laborproben müssen durchstichsicher, flüssigkeitsdicht und fest verschlossen sein. Fest verschlossen meint hier, dass die Behälter sich im Falle eines Herunterfallens nicht öffnen.

> Röhrchen in Handschuhen sind nicht korrekt transportiert!

Gleichfalls für beide Behälter gilt, dass sie leicht zu reinigen und zu desinfizieren sind.

Sowohl Behälter für Medizinprodukte als auch Laborproben können innen so ausgestattet sein, dass der Inhalt rutschsicher verwahrt wird. Auch diese Inneneinrichtungen müssen leicht zu reinigen und zu desinfizieren sein, im Idealfall maschinell.

12.3   Laborproben aus Isolierzimmern

Werden z. B. Blutkulturen oder Abstriche in Isolierzimmern gewonnen, darf eine Desinfektion der Materialien nur dann erfolgen, wenn die Material- und Patientenkennung (Barcode) problemlos lesbar bleibt. Eine Desinfektion muss allerdings nicht erfolgen, da das Laborpersonal gehalten ist, jede Probe als außen kontaminiert zu betrachten und entsprechende Schutzkleidung zu tragen.

12.4   Histologische Proben

Proben für die Pathologie können nativ oder in Formaldehyd transportiert werden. Bei nativen Proben gilt das oben gesagte (▶ Kap. 12.3). Probengefäße mit Formaldehyd müssen das entsprechende Gefahrstoffzeichen tragen.

13 Vorbereitung von Patienten für Untersuchungen und Operationen

13.1 Rechtsgrundlagen

Während für die Funktionsdiagnostik in erster Linie die TRBA 250 (also Personalschutz) gilt, gibt es für die Operationsvorbereitung von Patienten Hinweise in der KRINKO-Empfehlung »Prävention postoperativer Wundinfektionen« (2018).

13.2 Funktionsdiagnostik

Hier gelten in aller Regel die Maßnahmen der Basishygiene. EKG-Elektroden sind heute oft Einmalmaterial, können aber auch mit Alkohol desinfiziert werden, wenn sie zur Mehrfachnutzung zugelassen sind. EEG-Elektroden müssen nach der Nutzung vom Kontaktgel befreit und mit Alkohol desinfiziert werden. Mundstücke zur Lungenfunktionsprüfung sind heute auch oft Einmalmaterial. Werden sie doch aufbereitet, z. B. mit Tauchdesinfektion, müssen die Desinfektionsmittel durch Spülung mit Wasser und anschließendes Trocknen möglichst restlos entfernt werden.

> Da alle Utensilien zur Inhalation, sofern tauchdesinfiziert und nicht maschinell aufbereitet, klargespült werden müssen, muss eine ausreichende Trockenzeit zum Verdunsten der Restfeuchte

gewährt werden. Nur so kann dem Wachstum von Wasserkeimen wie Pseudomonas vorgebeugt werden.

Von Patienten berührte Flächen, sofern nicht zu verwerfen wie z. B. Ärztekrepp, werden wischdesinfiziert, hier empfehlen sich schnell wirksame und schnell trocknende Desinfektionsmittel auf Alkoholbasis.

Bei Clostridioides (früher Clostridium) difficile und unbehüllten Viren müssen Perverbindungen eingesetzt werden. Noro- und Rotaviren werden von der Desinfektionsmittelklasse »begrenzt viruzid PLUS« erfasst, daher kann der Einsatz eines solchen Desinfektionsmittels ausreichend sein, wenn vorgehalten.

13.3 OP-Vorbereitung

13.3.1 Präoperative stationäre Verweildauer

Studien weisen darauf hin, dass das Risiko einer postoperativen Wundinfektion steigt, je länger der Patient bereits vor der Operation im Krankenhaus ist. Dies ist vermutlich auf psychologische Gründe, andere Ernährung, gestörten Schlaf im ungewohnten Mehrbettzimmer, veränderten Tagesablauf und die Aufnahme von Fremdflora auf der gemeinsam genutzten Toilette zurückzuführen. Ein möglichst kurzer präoperativer Aufenthalt ist daher anzustreben.

13.3.2 Präoperative Körperreinigung des Patienten

Am Abend vor der OP oder früh am Tag der OP wird eine Ganzkörperwäsche oder Duschen (ohne Antiseptika) empfohlen.

13.3.3 Präoperative Haarentfernung

Rasieren kann durch die Mikrotraumatisierung der Haut eher eine postoperative Wundinfektion auslösen als die Entfernung der Haare unter Hinterlassen von Stümpfen mit einer elektrischen Haarschneidemaschine (Clippen). Der Einsatz von Enthaarungscremes kann zu Hautirritation oder allergischer Reaktionen führen und soll nur eingesetzt werden, wenn bekannt ist, dass der Patient sie oder ähnliche Produkte gut verträgt.

13.3.4 Präoperative Darmentleerung

Sofern die präoperative Darmreinigung nicht aus OP-technischen Gründen für erforderlich angesehen wird, z. B. für gute Sicht auf die Schleimhaut, gilt sie aus infektiologischen Gründen als entbehrlich, da die Darmflora ohnehin nicht entfernt werden kann.

Der Einsatz von Antibiotika, die nach der Aufnahme nicht resorbiert werden, wird wegen der gerne gewählten Beimischung von Colistin und damit dem möglichen Verlust des letzten Reserveantibiotikums bei 4MRGN Pseudomonas nicht empfohlen.

13.3.5 Einbringen antibakterieller Nasensalbe

Bei elektiven Patienten und Notfallpatienten besteht eine Wahrscheinlichkeit von 20–30 % der Besiedlung des Nasenvorhofs mit *Staphylococcus aureus*, der wiederum die Rate der postoperativen Wundinfektionen erhöht. Daher wird empfohlen, eine antibakterielle Nasensalbe präoperativ einzubringen, wobei Mupirocin (Turixin®) wegen der zu langen Einwirkzeit ungeeignet ist.

13.4 Verhalten im OP (auch als Praktikant, Famulant)

Keine künstlichen Fingernägel, Schmuck, die Nägel müssen kurz und rund geschnitten sein.

Der OP-Bereich darf nur über die ausgewiesenen Schleusen betreten werden. Im Eingangsbereich ist die Privatkleidung bis auf die Unterwäsche abzulegen. Schmuck (Ringe, Unterarmschmuck, Armbanduhr, Ohrringe, längere Halsketten) sind möglichst gar nicht erst mitzubringen. Anschließend ist eine Händedesinfektion durchzuführen und die Bereichskleidung anzulegen. Die Bereichskleidung soll außerhalb des Bereiches nicht getragen werden.

Hinzu kommen Kopfbedeckung (Haare müssen vollständig bedeckt sein) und Mund-Nase-Schutz. Der Mund-Nase-Schutz muss Mund und Nase bedecken und zu diesem Zweck mit dem Nasenbügel an das Gesicht angepasst werden, bei Bart empfiehlt sich eine Astronautenhaube.

Weiterhin sind die Schuhe abzulegen und die bereitgestellten OP-Schuhe anzuziehen. Nach einer abschließenden Händedesinfektion kann der Bereich betreten werden.

Die Anzahl der während der Operation anwesenden Personen ist auf das erforderliche Minimum zu beschränken. Das Personal ist möglichst saalgebunden einzusetzen, um die Personalbewegungen zu reduzieren.

Verhalten während der Operation:

- möglichst wenig bewegen
- möglichst wenig sprechen
- alle Türen geschlossen halten

13.5 Flächendesinfektion

Die Zwischendesinfektion aller patientennahen Flächen sowie von sichtbar kontaminierten Flächen und des begangenen Fußbodenbereichs im OP findet nach jedem Patienten statt. Der Boden darf schon aus Arbeitsschutzgründen erst betreten werden, wenn er trocken ist.

14 Umgang mit infektiösen Patienten

In diesem Kapitel werden beispielhaft Erreger vorgestellt, die jeweils eine Gruppe repräsentieren. So sind multiresistente Erreger Bakterien mit typischem Verhalten, eine Ausnahme sind die Mykobakterien und die Sporenbildner. Die Krätzmilbe Skabies vertritt die Ektoparasiten, Influenza und Noroviren stehen für die Viren.

14.1 Rechtsgrundlagen

Neben der TRBA 250, die unter der Ziffer 5.7 auf die multiresistenten Erreger eingeht, hat die KRINKO hierzu verschiedene Empfehlungen veröffentlicht, die sich allerdings schwerpunktmäßig an Krankenhäuser wenden:

- Hygienemaßnahmen bei Infektionen oder Besiedlung mit multiresistenten gramnegativen Stäbchen (2012).
- Empfehlungen zur Prävention und Kontrolle von Methicillinresistenten Staphylococcus-aureus-Stämmen (MRSA) in medizinischen und pflegerischen Einrichtungen (2014).
- Infektionsprävention im Rahmen der Pflege und Behandlung von Patienten mit übertragbaren Krankheiten (2015).
- Prävention der Infektion durch Enterokokken mit speziellen Antibiotikaresistenzen (2018).
- Hygienemaßnahmen bei Clostridioides-difficile-Infektion (CDI) (2019).

14.2 Multiresistente Erreger

Die multiresistenten Erreger (MRE) wurden bereits kurz vorgestellt (▶ Kap. 2.1.2). Multiresistente Erreger vereinen in sich verschiedene Resistenzmechanismen, wie z. B.

- ß-Lactamasen, Carbapenemasen (zerstören Antibiotikamoleküle enzymatisch)
- Porinveränderungen (Antibiotikamoleküle können nicht in die Zelle eindringen)
- Veränderungen der Zelloberfläche (z. B. penicillin-bindende Proteine) und damit Verlust wichtiger Wirkungsorte für Antibiotika.
- Effluxpumpen (Ausschleusen von Antibiotikamolekülen oder Silberionen aus der Zelle)

Am leichtesten von Mensch zu Mensch weitergeben lassen sich dabei Acinetobacter MRGN und Vancomycin-resistente Enterokokken. Daher ist bei Betreten der Zimmer immer von einer Kontamination zumindest der patienten- oder bewohnernahen Umgebung (ca. 1,5 m um das Bett herum), bei Mobilen des ganzen Zimmers einschließlich Nasszelle zu unterstellen. Darmkeime haben natürlich die Toilette, ggf. auch den Toilettenstuhl als Umschlagplatz.

> Isolierungen sind nach § 23 Abs. 3 IfSG zur Vermeidung der Weiterverbreitung von Erregern, insbesondere solcher mit (Multi)-Resistenzen in Krankenhäusern zulässig. In Einrichtungen nach § 36 IfSG, also z. B. Altenheimen, ist keine Isolierung der Bewohner erlaubt.
>
> Schutzkleidung muss aber gemäß Ziffer 5.7.3 TRBA 250 bei Tätigkeiten, die einen Kontakt zu Körperflüssigkeiten ermöglichen, auf jeden Fall getragen werden.

In der folgenden Tabelle sind beispielhaft Persönliche Schutzausrüstungen (PSA) für verschiedene Erreger aufgeführt, die zusätzlich zu Handschuhen zu tragen sind (► Tab. 18):

Tab. 18: Persönliche Schutzausrüstungen

Erreger	Kittel	Schürze	Mund-Nase-Schutz (MNS)	Hinweise
MRSA in der Nase	X	(X)	X	Schürze nur bei Nässe
Verband Wunde mit MRSA ohne Besiedlung des Nasen-Rachenraums		X		Vor allem bei Wundspülung
MRSA im Urin (bei negativem Nasenabstrich)		X		Nur bei Katheterträgern, ansonsten wie bei MRSA in der Nase

Tab. 18: Persönliche Schutzausrüstungen – Fortsetzung

Erreger	Kittel	Schürze	Mund-Nase-Schutz (MNS)	Hinweise
3MRGN in den Atemwegen	X	(X)	X	Auf Allgemeinstationen im Krankenhaus und in Rehakliniken keine Isolierung
3MRGN im Urin		X		
4MRGN in den Atemwegen	X	(X)	X	Auch auf Allgemeinstationen im Krankenhaus und in Rehakliniken (funktionelle) Isolierung
4MRGN im Urin		X	(X)	MNS als Berührungsschutz
4MRGN auf Wunden beim Verbandwechsel		X	(X)	MNS als Berührungsschutz
VRE	X	(X)	X	Schürze bei Durchfeuchtung
LVRE	X	(X)	X	Immer auch auf Allgemeinstationen im Krankenhaus und in Rehakliniken (funktionelle) Isolierung

14.2.1 Typische Resistenzmuster im *Antibio- oder Resistogramm*

Definitionen

Durch das Antibiotic Stewardship (ABS) in Krankenhäusern wurden die mikrobiologischen Befunde zum Teil verkürzt. Außerdem wurden durch die Europäische Antibiotikaresistenz-Kommission (EUCAST) und die Nationale Antibiotikaresistenzkommission (NAK) neue Definitionen für Resistenzstufen eingeführt. Daraus ergeben sich folgende Resistenzstufen:

Sensibel (S oder SN): Das Bakterium kann mit normalen Dosen (Exposition) an der Vermehrung gehindert oder abgetötet werden.

Intermediär (I oder SE): Das Bakterium kann mit erhöhen Dosen (Exposition) an der Vermehrung gehindert oder abgetötet werden.

Resistent (R): Das Bakterium kann auch mit erhöhten Dosen (Exposition) *nicht* an der Vermehrung gehindert oder abgetötet werden.

Das I wird vor allem bei gramnegativen Stäbchen eingesetzt, bei grampositiven selten.

Damit ergeben sich folgende Regeln:

Staphylococcus aureus

Oxacillin oder Cefoxitin S: Alle ß-Lactam-Antibiotika funktionieren, in der Regel relativ geringe Resistenzquote gegen Erythromycin und Clindamycin. Solche S. aureus werden auch als MSSA = Methicillinsensible Staphylococcus aureus bezeichnet.

Oxacillin oder Cefoxitin R: Alle ß-Lactam-Antibiotika funktionieren *nicht*, in der Regel relativ hohe Resistenzquote gegen Erythromycin und Clindamycin. Solche S. aureus werden auch als MRSA = Methicillin-resistente Staphylococcus aureus bezeichnet.

Staphylococcus aureus gehört nicht zur menschlichen Flora, besiedelt jedoch bei ca. 20–30 % der Menschen den Nasenvorhof. In der

Nacht kann der potentielle Erreger von Wundinfektionen auch auf andere Stellen des Körpers gelangen und siedelt bevorzugt da, wo ein höherer Salzgehalt besteht, also in den Achseln, der Leistenregion und perianal. Untypische Lokalisationen sind der Darm und die Harnröhre (Anteil an Harnwegsinfektionen nur um 3 %)

Typische Übertragungswege sind Flächen (Türklinken, Nachtkästchen, Medizinprodukte), während der aerogene Übertragungsweg im Alltag von untergeordneter Bedeutung ist (▶ Abb. 6).

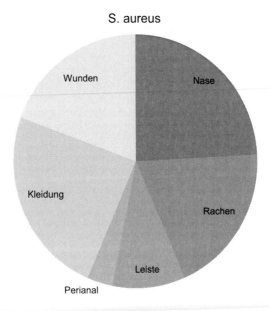

S. aureus

Abb. 6: Besiedlungs- und Kontaminationsmuster (beispielhafte relative Verteilung auf den genannten Flächen)

Typische Infektionen sind Wundinfektionen, auch Eintrittsstellen von z. B. PEG-Sonden, Sepsis, Phlegmone (flächige Entzündung der Haut, ausgehend von einer Wunde), seltener Pneumonien (meist in Folge einer Virusinfektion) oder Harnwegsinfektionen.

Einige Stämme bilden ein Enterotoxin, dass zu einer Lebensmittelvergiftung führt und hitzestabil ist, also auch beim Kochen nicht zerstört wird. Die Folge der Aufnahme ist ein heftiger Brechdurchfall mit einer Latenzzeit von 1–6 Stunden, der nach ca. 24 Stunden selbst endet. Daher ist Husten und Niesen auf Lebensmittel verboten.

Risiken für Infektionen haben Personen mit folgender Anamnese:

- Bewohner/Patienten, die bereits MRSA-positiv getestet wurden.
- Bewohner/Patienten aus Regionen/Einrichtungen mit bekannt hoher MRSA-Prävalenz
- Bewohner/Patienten mit einem stationären Krankenhausaufenthalt (> 3 Tage) in den zurückliegenden 12 Monaten.
- Bewohner/Patienten, die (beruflich) direkten Kontakt zu Tieren in der landwirtschaftlichen Tiermast (v. a. Schweine) haben.
- Bewohner/Patienten, die während eines stationären Aufenthaltes Kontakt zu MRSA-Trägern hatten.
- (z. B. bei Unterbringung im selben Zimmer)

Bewohner/Patienten mit den nachfolgenden Risikofaktoren: chronische Pflegebedürftigkeit, dazu:

- Antibiotikatherapie in den zurückliegenden 6 Monaten
- liegende Katheter (z. B. Harnblasenkatheter, PEG-Sonde)
- Dialysepflichtigkeit
- Hautulcus, Gangrän, chronische Wunden, tiefe Weichteilinfektionen
- Brandverletzungen

Multiresistente gramnegative Stäbchenbakterien (MRGN)

Die früheren ESBL (Extendended Spectrum Beta Lactamases) -Bildner, die in der Regel Enterobakterien waren, wurden wegen der Vielzahl neu entdeckter Resistenzmechanismen schließlich für ein transparentes Hygienemanagement im MRGN-Schema erfasst. Die ehemaligen ESBL spielen in diesem Schema als »2MRGN« keine Rolle mehr, müssen aber auf neonatologischen Intensivstationen aufgrund des für die kleinen Patienten deutlich eingeschränkten Spektrums an brauchbaren Antibiotika gleichfalls zur Isolierung führen.

Zur Einteilung der MRGN in 3MRGN und 4MRGN wurden vier repräsentative, in der Klinik gerne eingesetzte Antibiotika verwendet.

Seit 01.03.2019 ist das eingangs vorgestellte Schema S–I–R auch hier im Einsatz. Die Regelung für die Laboratorien, I = R auszugeben, wurde damit aufgehoben.

Somit treten jetzt auch bei gramnegativen Stäbchenbakterien »I«-getestete Antibiotika auf.

Das funktioniert so (▶ Tab. 19):

Tab. 19: I-getestete Antibiotika bei gramnegativen Stäbchenbakterien

Anti-biotika	Entero-bacterales*		Pseudomonas aeruginosa		Acinetobacter species	
	3MRGN	4MRGN	3MRGN	4MRGN	3MRGN	4MRGN
Pipera-cillin	R	R	Eines von den 4 S oder I	R	R	R
Cefotaxim oder Cef-tazidim	R	R		R	R	R
Merope-nem oder Imipenem	S oder I	R		R	S oder I	R
Ciproflo-xacin	R	R		R	R	R
	Carba-pene-mase**		Carba-pene-mase**		Carba-pene-mase**	

*) Enterobakterien mit der Proteus-Morganella-Gruppe
**) Enzym einiger Bakterien, das Vertreter der Antibiotikagruppe der Carbapeneme spalten kann. Da die Carbapeneme wichtige Interventionsantibiotika auch in der Intensivmedizin sind, gelten gramnegative Stäbchen, die das Enzym produzieren können, automatisch als 4MRGN.

Durch diese Regelung gibt es voraussichtlich mehr 3MRGN zu Lasten der 4MRGN.

Darmbakterien

Typische Übertragungswege für die Enterobacterales sind Flächen (Toilette, Nasszelle, Toilettenstuhl), Inkontinenzmaterial und wie immer die Hände.
Typische Infektionen sind Harnwegsinfektionen, postoperative Wundinfektionen vor allem nach Darmoperationen und beatmungsassoziierte Pneumonie.
Besiedlungs- und Kontaminationsmuster (beispielhafte relative Verteilung auf den genannten Flächen) (▶ Abb. 7):

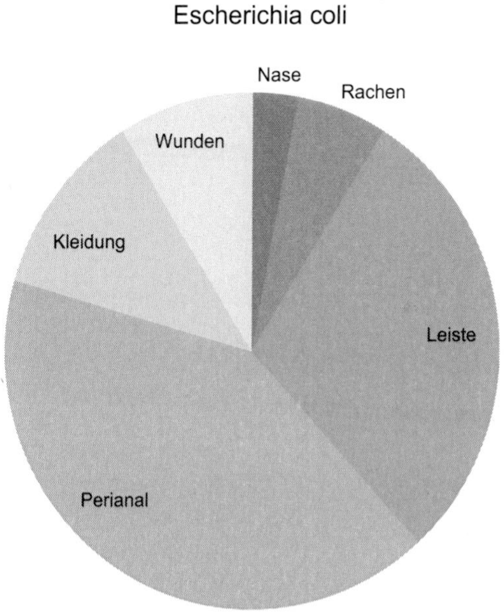

Abb. 7: Besiedlungs- und Kontaminationsmuster Escherichia coli

Pseudomonas aeruginosa

Dieser Wasserkeim tritt regelmäßig in Abflüssen, aber auch in Dusch-köpfen und Wasserhähnen auf. Daher ist eine Übertragung über Wasseraerosole möglich, aber auch über die Hände von Personal, das seine Hände zwar wäscht, aber anschließend nicht desinfiziert.

Typische Infektionen sind beatmungsassoziierte Pneumonien, Wundinfektionen und Harnwegsinfektionen.

Besiedlungs- und Kontaminationsmuster (beispielhafte relative Verteilung auf den genannten Flächen) (▶ Abb. 8):

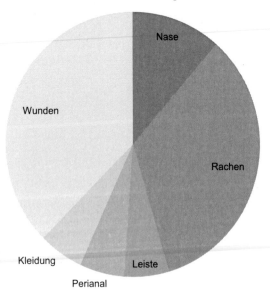

Abb. 8: Besiedlungs- und Kontaminationsmuster Pseudomonas aeruginosa

Acinetobacter species

Dieser Umweltkeim zeigt vor allem in Nord- und Mitteldeutschland Multiresistenz. Er gehört nicht zur menschlichen Flora, kann aber Haut und Rachen besiedeln.

Typische Übertragungswege sind kontaminierte Hände und Medizinprodukte.

Typische Infektionen sind Wundinfektionen und beatmungsassoziierte Pneumonie, seltener Harnwegsinfektionen.

Besiedlungs- und Kontaminationsmuster (beispielhafte relative Verteilung auf den genannten Flächen) (▶ Abb. 9):

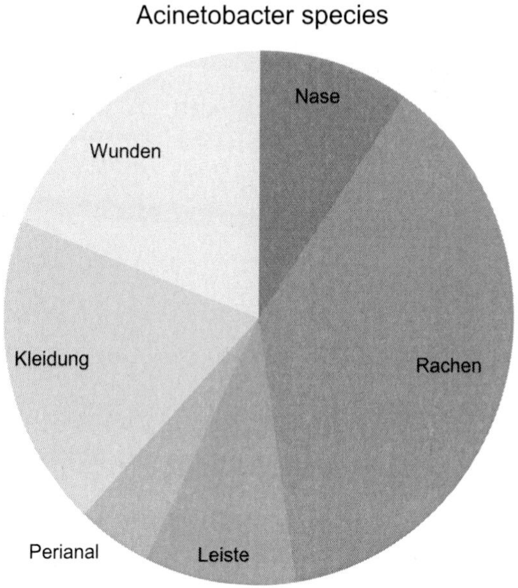

Abb. 9: Besiedlungs- und Kontaminationsmuster Acinetobacter species

Vancomycin-resistente Enterokokken (VRE)

Bei den Enterokokken, grampositiven kugelförmigen Darmbakterien in kurzen Ketten, sind im Wesentlichen zwei Spezies für Infektionen verantwortlich: *Enterococcus faecalis* in 90 % der Fälle und *Enterococcus faecium* in 10 % der Fälle. Andere Spezies machen zusammen weniger als 1 % der Infektionserreger dieser Gattung aus. Dabei stellen die E. faecalis zusammen etwa 0,1 % der VRE, die E. faecium dagegen ca. 17 %.

Unterschieden werden die folgenden Resistenzmuster (▶ Tab. 20):

Tab. 20: Resitenzmuster

Bezeich-nung	Vancomycin	Teicoplanin	Linezolid	Bemerkung
VRE	R	S	S	–
VRE	R	R	S	Früher »GRE« = Glycopetidresisten-te Enterokokken
LRE	S	S	R	
LVRE	R	S oder R	R	< 1 % aller Entero-kokken

Typische Übertragungswege für die Enterokokken sind Flächen (Toilette, Nasszelle, Toilettenstuhl), Inkontinenzmaterial und wie immer die Hände.

Typische Infektionen sind Harnwegsinfektionen, postoperative Wundinfektionen vor allem nach Darmoperationen und seltener Sepsis mit Endokarditis (▶ Abb. 10).

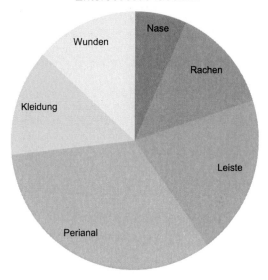

Enterococcus faecium

Abb. 10: Besiedlungs- und Kontaminationsmuster (beispielhafte relative Verteilung auf den genannten Flächen) Enterococcus faecium

14.2.2 Screening

Unter diesem Anglizismus wird die Untersuchung auf multiresistente Erreger verstanden, ohne dass eine Infektion vorliegt. Ziel ist der Nachweis einer Besiedlung, die ja symptomlos ist oder deren Ausschluss.

Im Altenheim wird in der Regel kein Screening durchgeführt, daher ist dort Basishygiene besonders wichtig.

Im Krankenhaus legt die Hygienekommission fest, welches Screening bei welchem Risikoprofil der Patienten durchgeführt werden soll.

Die zu treffenden Hygienemaßnahmen umfassen mindestens die Basishygiene, ggf. eine funktionelle Isolierung (▶ Kap. 4; ▶ Kap. 14.12).

Screening auf MRSA:
Heute wird in der Regel ein kombinierter Rachen- Nasenabstrich gewonnen. Als Untersuchungsmethoden kommen dann wahlweise der »Schnelltest«, eine Polymerase-Kettenreaktion (PCR) auf das Erbgut speziell der MRSA oder der Einsatz eines Indikatornährbodens in Frage.

Screening auf MRGN-Enterobakteriazeen:
Hier erfolgt ein »tiefer Rektalabstrich«, wobei der Tupfer in den Anus eingeführt wird und nach dem Herausziehen Stuhlspuren zeigen muss. Er gilt als indiziert bei Patienten aus ausländischen Kranken-häusern (vor allem Schwellenländer), bei Krankenhausaufenthalten mit Antibiotikagabe und/oder 4MRGN in der Vorgeschichte. Auch müssen alle Stellen, an denen die Erreger bei früherer Gelegenheit nachgewiesen wurden (z. B. Wundabstriche, Urin, Trachealsekret etc.).

Screening auf Acinetobacter baumannii:
Eingesetzt wird hier der großflächige Hautabstrich in Kombination mit einem Rachenabstrich. Dies gilt als indiziert bei Patienten aus ausländischen Krankenhäusern (vor allem Schwellenländer), bei Krankenhausaufenthalten mit Antibiotikagabe und/oder 4MRGN in der Vorgeschichte, ansonsten müssen auch hier Nachweisstellen aus der Vorgeschichte untersucht werden (z. B. Wunde, Urin, Rachen).

Screening auf Pseudomonas aeruginosa:
Hier bestimmt die Vorgeschichte die Untersuchungsstellen.

14.3 Stenotrophomonas maltophilia

Dieses Bakterium gilt aufgrund der konstitutionellen Carbapenem-Resistenz (d. h., dass alle Bakterien dieser Spezies gegen die genannte Antibiotikagruppe resistent sind) vor allem auf Intensivstationen als kritisch. Allerdings sind sie zu ca. 90 % sensibel gegen Cotrimoxazol.

Allerdings kann dieses Antibiotikum nur schlecht bei Nierenschäden eingesetzt werden, deshalb ist auch bei Auftreten dieses Bakteriums Barrierepflege sinnvoll.

> Alle bisher angesprochenen Erreger sind ohne Einschränkungen desinfektionsmittelsensibel! Daher können alle Hände-, Haut- und Flächendesinfektionsmittel weiterverwendet werden, eine Verlängerung der Einwirkzeit ist nicht erforderlich.

14.4 Clostridioides (Clostridium) difficile

Zu den Erregern mit besonderen Eigenschaften wird auch Clostridioides (früher Clostridium) difficile gezählt. Betroffene Patienten müssen isoliert werden. Die Clostridioides-difficile-Infektion (CDI) entspricht in aller Regel einer Enterokolitis (Durchfall ohne Erbrechen). Die Durchfälle sind zunächst breiig-dünnflüssig, seltener mit Fieber und Blutabgängen. Die pseudomembranöse Kolitis stellt die schwerste Verlaufsform dar, Komplikationen sind toxisches Megakolon und Darmperforation. Vor allem bei älteren Menschen treten öfter Rezidive (in 20–25 % der Fälle innerhalb von 8 Wochen) auf.

Sowohl parenterale als auch orale Antibiotikagaben können eine CDI auslösen, aber auch steroidale Antirheumatika oder Protononenpumpeninhibitoren können die CDI begünstigen.

> Diese Erreger sind Sporenbildner. Alle Hände-, Haut- und die meisten Flächendesinfektionsmittel (nicht Aldedhyde und Perverbindungen) erfassen die Sporen nicht, sodass Händewaschen nach der Händedesinfektion obligat ist und die Flächendesinfektion entsprechend umgestellt werden muss. Bei der Hautdesinfektion muss entsprechend durch Reiben mit dem Tupfer eine Entfernung mit Mechanik versucht werden.

Eine Isolierung im Einzelzimmer und mit eigenem Nasszellenbereich ist in der akuten Durchfallphase sehr sinnvoll, die Kohortierung birgt die Gefahr einer Reinfektion mit einem neuen Stamm in sich.

14.5 Sarcoptes scabiei var. hominis (Krätze)

Die achtbeinige Milbe tritt zweigeschlechtlich auf, Männchen (insgesamt 9–14 Tage Entwicklungszeit) und Weibchen (12–21 Tage Entwicklungszeit). Mit einer Größe: 0,3–0,5 x 0,2–0,4 mm können sie mit der Lupe gesehen werden. Die Weibchen legen sie etwa 1–4 Eier pro Tag, im ganzen Leben 10–40.

Anders als z. B. Flöhe und Zecken können Milben nicht auf Vorrat Nahrung aufnehmen. Daher werden Krätzmilben ohne menschlichen Wirt eine Lebensdauer von 3–5 Tagen haben, dann sind sie verhungert.

Das Hauptreservoir ist der Mensch. Die Milben überleben ein paar Tage in der Umgebung (Textilien, Plüschtiere etc.), wahrscheinlich auch auf Haustieren. Wird dann kein neuer menschlicher Wirt gefunden, tritt der Tod ein.

Die Milbe gräbt sich aber in die oberste Hautschicht (Stratum corneum) ein und kann dabei innerhalb von 30 Minuten bis zu zwei cm vom Ort des Eindringens weg gelangen. Die Weibchen postieren sich am Ende des Ganges und legen Eier. Der Kot wird am Eingang des Ganges deponiert und löst dort einen Juckreiz aus, der zum Kratzen führt. Dies führt zu Schäden der Haut und ermöglicht bakterielle Besiedlung oder Infektion.

Übertragungswege

Jeder Körperkontakt (auch Stillen), aber auch Kontakt von ca. 30 Min. mit abgelegter oder genutzter Kleidung von Trägern (sofern nicht 5 Tage gelagert), Bettwäsche, Matratzen, Decken, Kissen, Handtücher,

Bettvorleger oder Plüschtieren erlaubt den Milben, den Wirt zu wechseln.
Auch Medizinprodukte mit Körperkontakt kommen als Übertragungsweg in Frage.

Varianten der Krankheitsbilder

Skabies

Anfänglich finden sich nur wenige Milben in der Haut, später allmählich mehr. Die juckenden Gangmündungen sind meist in typischen Lokalisationen:

- Zwischenfingerräume
- Handgelenke (Beugeseite)
- Umgebung der Brustwarzen
- Ellenbogen (Beugeseite)
- Leistenregion, Penis
- Knöchelregion

Kopf und Rücken sind typischerweise nicht befallen.

Scabies crustosa

Da hier sehr viele Milben den Körper befallen, kommt es zu atypischen Lokalisationen, etwa an den Streckflächen der Extremitäten, an den Fingern, auf den Handrücken und der Haut über der Handwurzel, den ganzen Ellenbogen, Kopfhaut, Ohren, Zehen und Fußsohlen. Auffällig ist auch der ausgeprägte und untypische Rückenbefall (▶ Tab. 21).

Graue, gelbgrünlich oder bräunlich gefärbte Borken und Krusten fallen ab und aufgrund der sehr hohen Milbenzahl besteht starke Infektiosität!

Meldepflicht im Einzelfall nach § 36 Abs. 3a IfSG in Altenheimen, generell für Ausbrüche gemäß § 6 Infektionsschutzgesetz. Betroffene werden isoliert.

Tab. 21: Schutzkleidungsempfehlung

Schutzkleidungs-empfehlung bei	Kittel	Schürze	Hand-schuhe	Mund-Nase-Schutz (MNS)	Hinweise
Skabies	X	(X)	X	-	Handschuhe müssen über Kittelbünd-chen gezogen werden
Scabies crustosa	X	X	X	-	Handschuhe müssen über Kittelbünd-chen gezogen werden

Alles, was nicht mindestens bei 60°C gewaschen werden kann, in Plastiksäcke verpacken (3–14 Tage), um die Milben auszuhungern. Tieffrieren z. B. von Plüschtieren ermöglicht die Sanierung über Nacht.

Desinfektion von Händen und Flächen wirkt nicht auf die Milben, weshalb eine Händewäsche nach Ausziehen der Schutzkleidung und Handschuhe und Händedesinfektion nötig ist.

14.6 Tuberkulose-Komplex

Der so genannte Tuberkulosekomplex wird durch verschiedene Spezies gebildet. Er umfasst Mycobacterium tuberculosis, Mycobacterium bovis, Mycobacterium africanum, Mycobacterium canetti, Mycobacterium microti und Mycobacterium pinnipedii, dabei sind in Deutschland die drei Erstgenannten von Bedeutung.

Von nachweislich Infizierten erkranken nur etwa 10 % manifest. Dafür scheinen menschliche Gene verantwortlich zu sein, einige wurden bereits identifiziert. Die Inkubationszeit beträgt 6–8 Wochen, Leitsymptome sind Kraftverlust, rasche Ermüdung, gelegentlich als Depression fehlgedeutet, Nachtschweiß, erhöhte Temperatur. Am auffallendsten ist aber der oft einsetzende zunehmende Gewichtsverlust, der sich unkontrolliert fortsetzt und dann in der Regel zum Arztbesuch führt.

Trockener Husten, später mit Auswurf zeigt das Fortschreiten an, die Hämoptyse (Bluthusten) sind heute selten und repräsentieren das Endstadium bei meist hoher Infektiosität. Die Letalität betrug in Deutschland 2017 1,9 % (58 Fälle, davon 3 bei Patienten < 25 Jahre).

Kontaktpersonen sind dem Gesundheitsamt zu melden. Wer Kontaktperson ist, wird nicht einheitlich gesehen, der Autor ist der Auffassung, dass ein direkter Patientenkontakt < 1 m für 20 Min. den Status »Kontaktperson« und damit die weitere Beobachtung rechtfertigt.

Als Suchtest wird heute der *Interferon Gamma Release Assay* (IGRA, QuantiFERON®) verwendet, dabei wird zunächst ein 0-Wert nach Kontakt erhoben und eine erneute Untersuchung nach ca. 6–8 Wochen durchgeführt. Wird dann ein höherer Wert gemessen, wird von einer »Konversion« gesprochen. Falsch negative Ergebnisse sind bei Immunsuppression (z. B. Cortisol-Einnahme in höheren Dosen) möglich. Alternativ kann auch der Mendel-Mantoux-Test im gleichen Abstand durchgeführt werden.

Ergänzend kann nach 6–12 Wochen ein bildgebendes Verfahren, z. B. Röntgen-Thorax in zwei Ebenen eingesetzt werden.

Diese Erreger sind sensibel gegen die normale Händedesinfektion, allerdings wird immer wieder empfohlen, die Hände doppelt zu desinfizieren (also eine Minute lang). Bei der Flächendesinfektion werden zumindest bei der Schlussdesinfektion Perverbindungen eingesetzt.

Tab. 22: Schutzkleidungsempfehlung

Schutzklei-dungsempfehlung	Kittel	Schürze	Hand-schuhe	Mund-Nase-Schutz (MNS)	Hinweise
Lungentuber-kulose	X	(X)	X	FFP2-Masken, bei Aerosol-entwicklung FFP3	Dichtsitz der FFP2-Masken testen!
Tuberkulose anderer Organe	X	X	X	X	Mund-Nase-Schutz als Berührungs-schutz

14.7 Influenza

Das Influenza-Virus repräsentiert die behüllten, aerogen übertragbaren Viren. Auf Flächen sind diese Viren nicht sehr stabil, können sich aber in Wasser deutlich länger halten. Das Influenza-Virus mutiert oft, weswegen die saisonale Grippe sich in der Regel anders präsentiert als im Vorjahr. Daher muss auch die Impfung jährlich neu gestaltet werden.

Wenn ein Influenzavirus vom Tier und vom Menschen die gleiche menschliche Zelle infizieren, kann eine Pandemie die Folge sein. Daher besteht eine Meldepflicht für die zoonotische (vom Tier kommende) Influenza nach § 6 IfSG.

Tab. 23: Schutzkleidungsempfehlung

Schutzklei-dungsempfehlung	Kittel	Schürze	Hand-schuhe	Mund-Nase-Schutz (MNS)	Hinweise
Influenza	X	(X)	X	X	TRBA 250 sieht FFP2-Masken vor

14.8 Infektiöse Enteritis (Enteritis infectiosa)

Die infektiöse Enteritis ist ein Sammelbegriff für verschiedene – mehr oder weniger leicht übertragbare – Erreger bakterieller und viraler Natur, deren gemeinsames Krankheitsbild Brechdurchfall ist. Nicht immer ist dabei die Symptomatik durch ein Bakterium ausgelöst, sondern durch seine Toxine. Toxinvermittelt ist auch der Botulismus, hier allerdings ist Brechdurchfall nur bei hohen Dosen ein typisches Symptom, in der Regel kommt es durch die Unterbindung des Kontaktes der Synapsen mit der Muskulatur zu Schluckstörungen und Doppeltsehen, da eine Koordination der Augen durch die Schwäche der Muskeln, die die Augenbewegungen steuern, nicht mehr möglich ist.

Weitaus häufiger ist allerdings die Lebensmittelindikation durch das Enterotoxin von *Staphylococcus aureus*, auch der Staub- und Erdkeim *Bacillus cereus* verfügt über Toxine für Erbrechen und Durchfall.

Im Folgenden werden die wichtigsten Erreger kurz vorgestellt (▶ Tab. 24):

Tab. 24: Wichtigste Erreger der Infektiösen Enteritis

Name	B/V/P*	Infektiosität**	Inkubationszeit	Bemerkungen
Campylobacter	B	Hoch	2–5 Tage	Oft hohes Fieber, auch ohne Lebensmittel übertragbar
EHEC	B	Hoch	2–10 Tage	
Giardia Lamblia	P	Gering		Wasserassoziiert
Norovirus	V	Sehr hoch	8–72 Stunden	Typischer Ausbruchserreger, auch ohne Lebensmittel übertragbar
Rotavirus	V	Sehr hoch	1–3 Tage	Vor allem Kinder betroffen, auch ohne Lebensmittel übertragbar
Salmonella enterica-Gruppe	B	Niedrig	6 h–3 Tage	Fieber nicht selten
Salmonella Typhi und paratyphi	B	Hoch	1–3 Tage	Beginn typischerweise mit Gliederschmerzen, Fieber
Shigella	B	Mittel	12–96 Stunden	Nur bei Menschen
Staphylococcus aureus	B	Keine	1–6 Stunden	Nur über Lebensmittel übertragbar
Yersinia	B	Hoch	3–7 Tage	Haustierassoziiert, auch ohne Lebensmittel übertragbar

*) *B*akterie oder *V*irus oder *P*arasit; **) Mensch-zu-Mensch-Übertragung

Tab. 25: Empfohlene Schutzkleidung/Desinfektion außer Handschuhen

Name	MNS*	Schürze	Kittel	Flächendesinfektion
Campylobacter	–	X	X	Wie üblich
EHEC	–	X	X	Wie üblich
Giardia Lamblia	–	X	–	Wie üblich
Norovirus	X	X	X	Aldehyd oder Per-verbindung
Rotavirus	X	X	X	Aldehyd oder Per-verbindung
Salmonella-enterica-Gruppe	–	X	–	Wie üblich
Salmonella typhi und paratyphi	X	X	X	Wie üblich
Shigella	–	X	X	Wie üblich
S. aureus	–	X	–	Wie üblich
Yersinia	–	X	X	Wie üblich

*) Mund-Nase-Schutz als Schutz vor Aerosolen beim Erbrechen oder Berührungsschutz bei hochkontagiösen Infektionen

Bezüglich der Händedesinfektion gilt, dass alle genannten Erreger durch das Spektrum »begrenzt viruzid PLUS« abgedeckt werden.

14.9 Hepatitis

Die verschiedenen Hepatitisviren gehören auch verschiedenen Virusfamilien an, was ihre unterschiedlichen Eigenschaften erklärt. Für die

Betrachtung unter hygienischen Gesichtspunkten reicht es aus, wenn Folgendes bekannt ist (▶ Tab. 26):

Tab. 26: Hepatitisviren

Hepatitis	U/B*	IKZ Tage	Impfung	Übertragung	Therapie	Flächendesinfektion
A	U	15–50	Ja	Schmierinfektion, Wasser	Nein	Aldehyd/Perverbindung
B	B	45–180	Ja	Sexuell, Blut	Ja	Wie üblich
C	B	Wenige Tage für RNA, Nachweis von Antikörpern nach 7 Wochen	Nein	Sexuell, Blut	Ja	Wie üblich
D	–	45–180	Ja	Sexuell, Blut	Ja	Wie üblich
E	U	15-64	Nein	(Wild-)Schweinefleisch Schmierinfektion	Nein	Aldehyd/Perverbindung

*) Unbehülltes oder behülltes Virus

Daraus leiten sich dann auch die Empfehlungen für die Schutzkleidung ab (▶ Tab. 27):

Tab. 27: Schutzkleidungsempfehlung

Hepatitis	MNS*	Schürze	Kittel
A	X	X	X
B	-	X	-
C	-	X	-
D	-	X	-
E	X	X	X

*) Mund-Nase-Schutz als Berührungsschutz

14.10 Humanes Immundefizienz Virus (HIV)

Dieses Retrovirus ist behüllt und wird über Blut und beim Sexualkontakt übertragen. Nach einer Latenzzeit von ca. 3 Wochen gibt es eine kurze Episode unspezifischer »Erkältungssymptome«. Ohne die heute mögliche Therapie geht die Infektion in den Aids Related Complex (ARC) über, das durch Persisitierendes Fieber (> 38°C) mehr als 3 Monate, Durchfälle, Gewichtsverlust > 10 %, Lymphknotenschwellung > 3 Monate, Nachtschweiß, Hautausschlag geprägt ist und allmählich in das Vollbild des Aquired Immune Deficiency Symdrom (AIDS) übergeht. Dieses führt zu einer Anfälligkeit für Infektionen, z. B. Tuberkulose, Toxoplasmose u. a., diese entscheiden über den zum Tode führenden Verlauf.

Die Übertragung ist nicht so leicht wie früher befürchtet. Das statistische Risiko, als ungeschützte Person nach Stich mit kontaminierter Kanüle eine Infektion zu erleiden, beträgt statistisch nur 0,3 % (zum Vergleich Hepatitis C: ca. 3 %).

Bei einer Stichverletzung kann eine Postexpositionsprophylaxe erwogen werden. Da die Empfehlungen mit dem Stand der Technik wechseln, wird empfohlen, sich die Adresse eines infektiologischen oder HIV-Zentrums zu besorgen, dass dann eine gezielte Beratung durchführt.

14.11 Internes Meldewesen

Für den reibungslosen Vollzug der TRBA 250 ist es erforderlich, ein internes Meldewesen zu etablieren. Das bedeutet, dass Hygienebeauftragte bzw. die Hygieneabteilung, aber auch betroffenes Personal in den Bereichen sowie der Schnittstellen (z.B. Röntgenabteilung, Reinigungsdienst) so schnell wie möglich vom Auftreten von den oben dargestellten Erregern, soweit übertragbar, in der Einrichtung erfahren. Da die Schweigepflicht eingehalten werden muss, erfährt nur Pflegepersonal und Ärzteschaft die direkte Diagnose, Reinigungskräfte z.B., insbesondere von externen Gebäudereinigern, werden nur darauf hingewiesen, dass besondere Schutzmaßnahmen zu treffen sind und welche, dies geschieht meist in kodierter Form, z.B. mit Farben, die für bestimmte Erreger stehen.

Jede Pflegekraft muss den Meldeweg kennen und bei Bedarf konsequent anwenden.

Eine spätere Auswertung erlaubt das Erstellen einer Infektionsstatistik, die es ermöglicht, Zunahmen des Auftretens bestimmter Erreger auch über einen längeren Zeitraum zu erkennen.

14.12 Funktionelle Isolierung im Altenheim

In Altenheimen dürfen Bewohner mit multiresistenten Erregern nicht isoliert werden, da es sich um einen Wohnbereich handelt. Entsprechend fordert § 36 IfSG:

§ 36 Infektionsschutz bei bestimmten Einrichtungen, Unternehmen und Personen; Verordnungsermächtigung §

(1) Folgende Einrichtungen und Unternehmen müssen in Hygieneplänen innerbetriebliche Verfahrensweisen zur Infektionshygiene festlegen und unterliegen der infektionshygienischen Überwachung durch das Gesundheitsamt:

[...]

2. nicht unter § 23 Absatz 5 Satz 1 fallende voll- oder teilstationäre Einrichtungen zur Betreuung und Unterbringung älterer, behinderter oder pflegebedürftiger Menschen,

[...]

7. [...] ambulante Pflegedienste und Unternehmen, die den Einrichtungen nach Nummer 2 vergleichbare Dienstleistungen anbieten; [...]

(3a) Die Leiter von in Absatz 1 Nummer 2 bis 6 genannten Einrichtungen haben das Gesundheitsamt, in dessen Bezirk sich die Einrichtung befindet, unverzüglich zu benachrichtigen und die nach diesem Gesetz erforderlichen krankheits- und personenbezogenen Angaben zu machen, wenn eine in der Einrichtung tätige oder untergebrachte Person an Skabies erkrankt ist oder bei ihr der Verdacht besteht, dass sie an Skabies erkrankt ist.

(4) Personen, die in eine Einrichtung nach Absatz 1 Nummer 2 bis 4 aufgenommen werden sollen, haben der Leitung der Einrichtung vor oder unverzüglich nach ihrer Aufnahme ein ärztliches Zeugnis darüber vorzulegen, dass bei ihnen keine Anhaltspunkte für das Vorliegen einer ansteckungsfähigen Lungentuberkulose vorhanden sind. [...]

Die Pflicht, die »Weiterverbreitung von Keimen, insbesondere solcher mit Resistenzen« zu verhindern, wie sie in § 23 z. B. den Krankenhäusern und Rehabilitationskliniken auferlegt ist, entfällt hier. Daher ist eine Isolierung auch ohne Rechtsgrundlage. In diesem Zusammenhang kann auch die Ziffer 5.7.1 der TRBA 250 (immerhin Gesetzescharakter!) herangezogen werden.

5.7.1 Erreger mit Antibiotikaresistenzen, so genannte Multiresistente Erreger (MRE), unterscheiden sich bezüglich ihrer Übertragungswege und krankmachenden Wirkungen sowie ihrer Eigenschaften in der Umwelt und ihrer Empfindlichkeit gegenüber Desinfektionsmitteln nicht von gleichen Erregern ohne diese Resistenz. Für den Arbeitsschutz ist deshalb die strikte Einhaltung der allgemeinen Hygienemaßnahmen ausreichend. Barriere-/Isolierungs-Maßnahmen allein können unzureichende oder nicht strikt eingehaltene allgemeine Hygienemaßnahmen nicht ersetzen. §

Vor diesem Hintergrund erlaubt Ziffer 5.7.2 der TRBA 250 das Betreten des Zimmers ohne Schutzkleidung, wenn kein direkter Bewohner- oder Patientenkontakt stattfindet und ein Risiko einer unerwarteten Kontamination (z. B. Husten bei MRSA-Besiedlung) nicht besteht. Schutzkleidung ist gemäß Ziffer 5.7.3 erst anzulegen, wenn der Kontakt mit Körperflüssigkeiten wahrscheinlich ist (z. B. Inkontinenzmaterial-Wechsel, Manipulationen am Harnableitenden System). Aber eigentlich muss bei diesen Tätigkeiten immer Schutzkleidung getragen werden.

Bei Bewohnern, die zu Hygienemaßnahmen fähig und bereit sind, ist schon die wiederholte Händedesinfektion eine wirkungsvolle Unterbrechung des Übertragungsweges. Natürlich hat die Händedesinfektion keine große Remanenz, das heißt mit Verdunsten des Alkohols wird die Bakterienzahl auf der Hand wieder ansteigen. Daher bietet es sich an, an strategisch günstigen Stellen Händedesinfektionsmittelspender aufzustellen. Solche Stellen sind Eingangsbereiche, bei Aufzügen, vor Gemeinschaftsräumen und vor dem Speisesaal. Alternativ können die Bewohner nach Einweisung auch Taschenflaschen einsetzen.

> Bewohner beim Verlassen des Zimmers Kittel, Mund-Naseschutz und/oder Handschuhe tragen zu lassen, stellt eine unnötige Stigmatisierung bei sehr geringem Effekt dar.

Nicht geeignet für die funktionelle Isolierung sind Bewohner mit hochkontagiösen Erregern (Norovirus, Rotavirus, Influenza, Skabies, Keratoconjunctivitis epidemica u. a.).

14.13 Funktionelle Isolierung in der Rehabilitation

Auch hier kann festgelegt werden, ob und wie weit die Patienten an den Rehabilitationsmaßnahmen teilhaben können. So viele wie möglich sollten absolviert werden können. Mit der Händedesinfektion vor Übungen, Desinfektion von Geräten und Matten können viele Übungen möglich gemacht werden. Auch das Bewegungsbecken kann bei MRE in der Regel aufgesucht werden.

Die Dokumentation der für die betroffenen Patienten individuell festgelegten Maßnahmen kann im Rahmen der Pflegeakte oder auf einem extra Formular, das in den Akten verbleibt, durchgeführt werden.

14.14 Funktionelle Isolierung im Krankenhaus

Naturgemäß sind hier die Möglichkeiten für eine funktionelle Isolierung vergleichsweise beschränkt und es muss häufiger strikt isoliert werden. Dennoch können auch hier Patienten teilweise in die Therapieabteilung und in den Garten gehen. Durch geschickt platzierte Händedesinfektionsmittelspender können die Hände immer wieder so desinfiziert werden, dass eine Übertragung z. B. über Aufzugsknöpfe nicht passiert.

15   Ausbruchsmanagement

Definitionen

Ausbruch: Auftreten von zwei oder mehr Infektionen, egal welcher Erreger, in einem epidemiologischen Zusammenhang.

Nosokomialer Ausbruch: Auftreten von zwei oder mehr Infektionen in einer Einrichtung des Gesundheitsdienstes, egal welcher Erreger, in einem epidemiologischen Zusammenhang.

Zuverlegte Bewohner oder Patienten mit bereits bestehender oder in der Inkubationszeit befindlicher Infektion gelten nicht als Bestandteil eines nosokomialen Ausbruchs.

Besiedlungsausbruch: Auftreten von zwei oder mehr Besiedlungen (Kolonisationen) in einer Einrichtung, mit multiresistentem Erreger, in einem epidemiologischen Zusammenhang.

Epidemiologischer Zusammenhang: Zwischen den Infektionen und/oder Besiedlungen besteht ein räumlicher und zeitlicher Zusammenhang, z. B. bei Patienten im gleichen Zimmer, nach Operation im gleichen Operationssaal und anderes.

Epidemie: Regionaler Ausbruch von Infektionen mit mehr oder weniger hohen Fallzahlen, nicht (nur) in Einrichtungen des Gesundheitsdienstes, sondern auch in der Allgemeinbevölkerung.

Epidemisch: Als epidemisch auftretend werden Infektionen bezeichnet, die in einer Region in der Allgemeinbevölkerung gehäuft auftreten, z. B. erkranken Wanderer gehäuft an Hantavirusinfektionen in Regionen mit hoher Rötelmauspopulation und nach längeren Trockenperioden (Einatmen des erregerhaltigen, zu Staub zerfallenen Mäusekots).

Pandemie: Weltweiter Ausbruch von Infektionen mit hohen Infektionszahlen.

Pandemisch: Erreger mit weltweit hoher Prävalenz werden auch als pandemisch bezeichnet, etwa Tuberkulose und HIV.

Surveillance: Nach § 23 Abs. 4 IfSG in Krankenhäusern und Einrichtungen für ambulantes Operieren vorgeschriebene fortlaufende Aufzeichnung von nosokomialen Infektionen, Erregern mit bestimmten Resistenzen und Multiresistenz sowie der Antibiotikaverbrauchsdichte.

15.1 Rechtsgrundlagen

- § 6 IfSG: Meldepflicht bei Verdacht, Erkrankung, Tod an das Gesundheitsamt durch die Ärzteschaft bzw. Heimleitung
- § 7 IfSG: Labormeldepflicht für bestimmte Erreger
- § 33 IfSG: Meldepflicht für Kinder betreuende Einrichtungen
- TRBA 250
- KRINKO/RKI: Ausbruchmanagement und strukturiertes Vorgehen bei gehäuftem Auftreten nosokomialer Infektionen (2002).
- KRINKO/RKI: Infektionsprävention im Rahmen der Pflege und Behandlung von Patients mit übertragbaren Krankheiten (2015)

15.2 Generelle Betrachtung

Ausbrüche stellen neben unvorhergesehenen Schadensereignissen und Ausfällen, z. B. Wasserrohrbrüchen und Ausfall der Server, die schwierigste Situation in einer Einrichtung des Gesundheitsdienstes dar. Das Vorgehen im Krisenfall, aber eben auch bei Ausbrüchen, kann und muss schon im Vorfeld geplant und in entsprechenden

Arbeitsanweisungen niedergelegt werden. Ist es dann soweit, muss über grundlegende Handlungen und Aufgabenverteilungen nicht mehr diskutiert werden, was wertvolle Zeit zur Bekämpfung des Ausbruchs kostet.

In Krankenhäusern gibt es vorhersehbare »Ausbrüche«, z. B. wird praktische jedes Jahr im Winter eine gehäufte Anzahl an Grippepatienten anfallen, die zweckmäßigerweise auf einer Station gesammelt betreut werden sollten. Hierzu ist möglichst eine entsprechende Anzahl geimpften Personals bereitzustellen, die Versorgung und der Zugang zu der gewählten Station sollte nicht durch andere Stationen mit sensiblem Patientengut (z. B. Hämatologie/Onkologie) erfolgen und im Idealfall sind die Zimmer mit medizinischen Gasen ausgestattet. Da die gewählte Station in der Regel ja einem Fachgebiet, z. B. der inneren Medizin, zugeschlagen ist, müssen die anderen Stationen und Fachgebiete bereit sein, auch dessen Patienten, die routinemäßig versorgt werden müssen, mit zu betreuen.

Natürlich sind Einzelzimmer mit Vorschleusen, in denen das Pflegepersonal die Schutzkleidung an- und ablegen kann, wünschenswert, stehen aber in der Regel nur in sehr begrenzter Anzahl zur Verfügung. Alternative ist ein entsprechend breiter Korridor, der die Durchfahrt von Betten bzw. Rollatoren und Rollstühlen ermöglichen sollte, ohne dass es zum Kontakt mit den vorgehaltenen Schutzmaterialien kommt.

15.3　Typische Ausbruchserreger

Obwohl natürlich potentiell jeder Erreger in der Lage ist, einen Ausbruch auszulösen, gibt es welche, die besonders häufig als Ausbruchsursachen in Erscheinung treten. Diese gelten als hochkontagiös und es bedarf einer schnellen Reaktion, um den Ausbruch einzudämmen. Andere Erreger sind an bestimmte Maßnahmen, z. B. Baumaßnahmen gekoppelt und gefährden nur bestimmte Patientengruppen. In der nachfolgenden Tabelle (▶ Tab. 28) werden einige Beispiele gegeben.

Tab. 28: Typische Ausbruchserreger

Erreger	Herkunft	Übertragbarkeit Mensch-zu-Mensch
Adenoviren (Enteritis)	Betroffene Menschen	Hände, indirekt über Flächen
Aspergillus fumigatus	Baustaub	Nein, onkologische Patients betroffen
Campylobacter spec.	Lebensmittel	Fäkal-oral möglich
Clostridioides difficile	Betroffene Menschen	Fäkal-oral, Hände
EHEC	Lebensmittel	Fäkal-oral
Influenzavirus	Betroffene Menschen	Aerogen
Keratoconjunktivitis epidemica	Betroffene Menschen	Hände, indirekt über Flächen
Legionella spec.	Wasser	Nein, Betroffene müssen Aerosol eingeatmet haben
Nocardia asteroides	Baustaub	Nein, Patienten mit Wunden betroffen
Noroviren	Lebensmittel, betroffene Menschen	Aerogen, fäkal-oral, Flächen
Pertussis (Keuchhusten)	Betroffener Mensch	Aerogen
Pseudomonas aeruginosa	Wasser, Siphons	Hände, zusätzlich über Aerosole aus dem Waschbecken oder Anwendung kontaminierter Flüssigkeiten
Rotaviren	Lebensmittel, betroffene Menschen	Aerogen, fäkal-oral, Flächen

Tab. 28: Typische Ausbruchserreger – Fortsetzung

Erreger	Herkunft	Übertragbarkeit Mensch-zu-Mensch
Salmonella spec.	Lebensmittel	fäkal-oral bei Hygienefehlern
Sarcoptes scabiei var. hominis	Befallener Mensch	Kontakt, auch mit Textilien
Stapyhlococcus-aureus-Enteritis	Lebensmittel	Nein, Betroffene müssen entsprechendes Lebensmittel gegessen haben
Staphylococcus aureus Wundinfektionen	Menschen	Patienten endogen oder Personal (Besiedlung Nasen-Rachen-Raum)
Streptococcus pyogenes	Menschen	Patienten endogen oder Personal (Besiedlung Rachen-Raum)

Bei all diesen Fällen erkranken nie alle Exponierten, ja – es können sogar nur relativ wenige Bewohner oder Patienten betroffen sein und dennoch kann ein Ausbruch im klassischen Sinne vorliegen. Die Ermittlung der Ausbruchsursache wird aber so erschwert und gelingt gelegentlich nur verzögert oder sogar gar nicht.

Das betrifft vor allem »schleichende« Ausbrüche, die sich mit wenigen Fällen über Monate hinziehen, z. B. eine Serie von postoperativen Wundinfektionen oder bei Erregern mit sehr langer Inkubationszeit (IKZ), z. B. Adenoviren als Erreger der Keratoconjunctivitis epidemica (IKZ 10–14 Tage) oder Skabies (Symptome werden erst 4–5 Wochen nach Infektion sichtbar). Idealisiert unter der Vorstellung, dass die Inkubationszeit jeweils 4 Wochen beträgt, die Diagnose gleich erfolgt und sofort eine erfolgreiche Behandlung beginnt, könnte der Verlauf eines Skabies-Ausbruchs so aussehen (▶ Abb. 11):

Häufiger sind jedoch »geballte« Ausbrüche, z. B. durch Noroviren. Das nachfolgende Bild zeigt einen idealisierten Verlauf, wobei unterstellt wird, dass die Inkubationszeit immer 2 Tage beträgt und die Entisolierung immer nach 4 Tagen erfolgt (▶ Abb. 12).

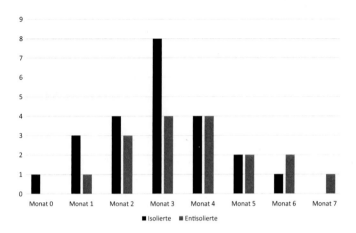

Abb. 11: Verlauf eines Skabiesausbruchs

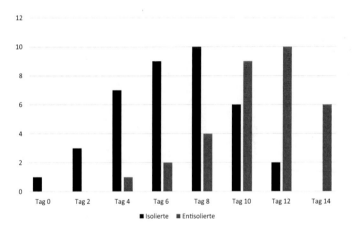

Abb. 12: Verlauf eines Norovirenausbruchs

Die Hygienemaßnahmen greifen hier nach Tag 8.

15.4 Ermittlung der Quelle eines Ausbruchs

Epidemiologischer Zusammenhang meint, dass es irgendeinen Zusammenhang zwischen den auftretenden Infektionen bei verschiedenen Bewohnern und Patienten geben muss. Die Art des Erregers gibt Hinweise, z. B. werden beim gehäuften Auftreten von *Pseudomonas aeruginosa* vor allem Wasser und Flüssigkeiten zu untersuchen sind, während bei *Staphylococcus aureus* Nasenabstriche angebracht sind. Trotzdem gilt es, möglichst vorurteilsfrei an die Sache heranzugehen und keine potentielle Quelle von vornherein völlig auszuschließen. Verdächtig sind immer Gegenstände, die häufig angefasst, aber nicht oft oder gar nicht desinfiziert werden, und so eine Übertragung über die Hände ermöglichen. Dies können beispielsweise Wasserspender (Trinkbrunnen) sein, aber auch die Rollen mit den Etiketten (Medikamentenname, Dosis) für Injektionen auf der Intensivstation.

15.4.1 Prozessanalyse

Pflegepersonal kann hier wertvolle Hilfe leisten, indem es den Hygienebeauftragten bzw. Hygienefachkräften die einzelnen Prozesse genau beschreibt. Besonders relevant sind dabei Schnittstellen, z. B. Untersuchungen in der Funktionsdiagnostik.

15.4.2 Ausbrüche entdecken aufgrund mikrobiologischer Befunde

Ausbrüche können aufgrund der mikrobiologischen Befunde entdeckt werden:

- Bereits im mikrobiologischen Labor (aufeinander folgende Befunde von gleicher Einrichtung des Gesundheitsdienstes bzw. Station mit gleichem Erreger), bei Großlaboratorien eher selten.
- Durch ärztliches oder pflegerisches Personal (beim Auswerten und Abheften der Befunde).

- Durch die Hygienefachkräfte oder Hygienebeauftragten (wenn sie Befundduplikate erhalten und eine Erfassung durchführen).
- Durch die gesetzlich vorgeschriebene Surveillance (Ansteigen der Inzidenz von nosokomialen Infektionen mit gleichen, seltener unterschiedlichen Erregern) in Krankenhäusern oder Einrichtungen für ambulantes Operieren. Zunahme von bestimmten multiresistenten Erregern über das übliche Maß hinaus in einer Station.

15.4.3 Indizien für einen (beginnenden) Ausbruch

Auffällig sind in diesem Zusammenhang:

- Gleiche Symptomatik bei verschiedenen Bewohnern oder Patienten (z. B. Brechdurchfall, Wundinfektionen).
- Gleicher Erreger, mittels serologischem oder molekularbiologischen Suchtest nachgewiesen und/oder kulturell mit gleichem Antibiogramm/Resistogramm.
- Gleiche Station/gleiches Fachgebiet, gleicher Wohnbereich, gleiche Schnittstellen (z. B. Röntgen- oder andere Funktionsabteilung, Physiotherapie, Reinigungsdienst) und/oder gleicher Infektionsort (z. B. Wunden).

Dem zunächst im Raum stehenden Verdacht folgt nun die gezielte Ermittlung nach räumlichen und zeitlichen (= epidemiologischen) Zusammenhängen. Die folgenden Fragen müssen gestellt werden:

- Möglicher Erreger und Erregerherkunft (z. B. Wasser, andere Infizierte …).
- Zeitraum des Auftretens der Infektion, Inkubationszeit des Erregers und Dauer der Ansteckungsfähigkeit?
- Infektionsort am Körper?
- Welche direkten bzw. indirekten Kontakte hatten die betroffenen Patienten oder Bewohner vor Beginn der Inkubationszeit (IKZ)? Dabei ist zu berücksichtigen, dass die IKZ bei verschiedenen Stämmen des gleichen Erregers variieren können. Gute Hinweise

auf die möglichen Spannen finden sich unter www.rki.de, Infektionskrankheiten A–Z.

- Welche gemeinsamen Schnittstellen hatten die betroffenen Patienten oder Bewohner, z. B.
  - Gleicher OP?
  - Gleiche Medizinprodukte?
  - Gleiches Zimmer?
  - Gleiches Betreuungspersonal?
  - Gleiches Lebensmittel?

Nicht immer gestalten sich hierbei die Ermittlungen einfach. Da aber Ausbrüche nach § 6 Infektionsschutzgesetz generell meldepflichtig sind, kann das Gesundheitsamt hier beratend zur Seite stehen, allerdings ist dies erfahrungsgemäß nur produktiv, wenn die betreffende Amtsärzteschaft über eine versierte Erfahrung verfügt.

Der Beweis für einen Ausbruch kann durch einen »genetischen Fingerabdruck« des Erregers, also einer DNA-Analyse erhoben werden. Dies ist aber keine Routineuntersuchung, sondern wird bei den oberen Fachbehörden des Bundeslandes oder bei den nationalen Referenzzentren des RKI durchgeführt. Das Labor muss zu diesem Zweck die Stämme dorthin schicken.

> Soll ein Ausbruch auf diese Weise bewiesen werden, muss das mikrobiologische Labor von Anfang an gebeten werden, die angezüchteten Isolate geeignet aufzuheben und den Versand zu veranlassen.

Beispiel für einen »genetischen Fingerabdruck« bei Bakterien gleicher Spezies mit gleichem oder sehr ähnlichem Antibiogramm von vier verschiedenen Patienten. »K« ist die Kontrollspur, deren einzelne Banden auch eine Messung der Größe der einzelnen Teile des bakteriellen Genoms ermöglichen. Von den vier geprüften Bakterienisolaten sind drei identisch (1, 2 und 4) und gehören somit dem Ausbruch an, der dritte Stamm gehört nicht dazu (▶ Abb. 13).

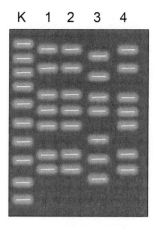

Abb. 13: Beispiel für einen genetischen Fingerabdruck

15.5 Das Ausbruchsmanagement-Team

Ein Ausbruch kann nur erfolgreich bekämpft werden, wenn alle Bereiche der betroffenen Einrichtung zusammenarbeiten. Dies wird durch das Ausbruchsmanagement-Team ermöglicht. Dieses kann identisch sein mit der Hygienekommission, sollte aber auf jeden Fall entscheidungsfreudig und schlagkräftig sein.

Je nach Einrichtung setzt sich das Team unterschiedlich zusammen:

15.5.1 Ausbruchsmanagement-Team im Krankenhaus

Tab. 29: Ausbruchsmanagementteam im Krankenhaus

Mitglied	Aufgaben (Beispiel)
Leitung, Ärztliche Direktion	Ressourcenbereitstellung, Unterstützung, Meldung an das Gesundheitsamt, ggf. Isolierstation etablieren
Pflegedienstleitung	Personal bereitstellen, ggf. ersetzen
Hauswirtschaftsleitung	Wäschebereitstellung, Schutzmittelbestände prüfen und ggf. ergänzen, bereichsweise desinfizieren statt reinigen, Regiearbeiten (z. B. Sonderdesinfektionen, vermehrte Logistik)
Krankenhaushygieniker	Krankheits-/Erregerabhängige Beratung
Hygienefachkraft	Schulung des Pflege- und Reinigungspersonals, Kontrolle der Isolierungen, Infektionserfassung
Hygienebeauftragte in der Pflege	Vermittlung aktueller Daten zur Epidemiologie in ihrem Bereich, Unterstützung der Hygienefachkraft
Hygienebeauftragte Ärzte	Vermittlung aktueller Daten zur Epidemiologie in ihrem Bereich, Unterstützung der Hygienefachkraft, Schulung ärztlicher Kollegen, Verlegen von Patienten

15.5.2 Ausbruchsmanagement-Team in einer Praxis für ambulantes Operieren oder Praxisklinik nach § 30 Gewerbeordnung

Tab. 30: Ausbruchsmanagement-Team in einer Praxis für ambulantes Operieren oder Praxisklinik

Mitglied	Aufgaben (Beispiel)
Praxisbetreiber	Diagnostik, Ressourcenbereitstellung, Unterstützung, Meldung an das Gesundheitsamt, Absage elektiver Patienten
Pflegedienstleitung	Personal bereitstellen, ggf. ersetzen
Hauswirtschaftsleitung	Wäschebereitstellung, Schutzmittelbestände prüfen und ggf. ergänzen, Bereichsweise desinfizieren statt reinigen, Regiearbeiten (z. B. Sonderdesinfektionen, vermehrte Logistik)
Krankenhaushygieniker	Krankheits-/Erregerabhängige Beratung
Hygienefachkraft	Schulung des Pflege- und Reinigungspersonals, Kontrolle der Isolierungen, Infektionserfassung
Hygienebeauftragte medizinische Fachangestellte	Unterstützung der Kolleginnen und Kollegen sowie der Hygienefachkraft
Hygienebeauftragte Ärzte	Unterstützung der Hygienefachkraft, Schulung ärztlicher Kollegen, Prozessanalyse

15.5.3 Ausbruchsmanagement-Team in einem Pflegeheim oder betreuten Wohnen

Tab. 31: Ausbruchsmanagement-Team in einem Pflegeheim oder betreuen Wohnen

Mitglied	Aufgaben (Beispiel)
Leitung	Ressourcenbereitstellung, Unterstützung, Meldung an das Gesundheitsamt, ggf. Aufnahmestopp
Pflegedienst-leitung	Personal bereitstellen, ggf. ersetzen
Hauswirt-schaftsleitung	Wäschebereitstellung, Schutzmittelbestände prüfen und ggf. ergänzen, Bereichsweise desinfizieren statt reinigen, Regiearbeiten (z. B. Sonderdesinfektionen, vermehrte Logistik)
Hygienebeauf-tragte	Schulung des Pflege- und Reinigungspersonals, Kontrolle der Isolierungen, Infektionserfassung

Mittels eines Alarmierungsplanes (»Telefonlawine«) wird das Ausbruchsmanagement-Team von den Pflegekräften oder der Ärzteschaft verständigt, wenn der Verdacht auf einen Ausbruch vorliegt. Dabei gilt: Lieber einmal zu viel als einmal zu wenig Alarm geschlagen!

15.6 Maßnahmen nach Feststellen des Ausbruchs

15.6.1 Alarmierung und Ersterfassung

Information aller Beteiligten des Ausbruchsmanagement-Teams (»Schneeball-System« oder »Telefonlawine«).

Mitglieder des Ausbruchsmanagement-Teams werden dann die Daten zu den betroffenen Bewohnern oder Patienten erfassen und mit der Ermittlung beginnen. Oft kommt noch eine Begehung der betroffenen Bereiche hinzu, um mögliche Schwachstellen in den Prozessen zu ermitteln.

15.6.2 Erregeranalyse

Der vermutete Erreger wird jetzt auf Übertragungswege, aber auch seine Sensitivität auf die in der Einrichtung routinemäßig verwendeten Desinfektionsmittel hin untersucht, Hinweise gibt die KRINKO zu einzelnen Erregern, aber auch unter www.rki.de, Infektionskrankheiten von A–Z finden sich relevante Informationen. Nach den so gewonnenen Erkenntnissen kann festgelegt werden:

- Welche Schutzkleidung muss getragen werden?
- Welche Desinfektionsmittel sind zu verwenden (z. B. begrenzt viruzid PLUS oder im Falle von bakterieller Sporenbildung zusätzlich Händewaschen und für die Flächen-Perverbindungen)?
- Nicht immer sind alle Bewohner oder Patienten gleichermaßen gegen bestimmte Infektionen empfindlich. Im Falle eines Ausbruchs ist also zu überlegen, welche Bewohner oder Patienten besonders geschützt werden, eventuell sogar in eine protektive Isolierung verbracht werden müssen.
- Gegebenenfalls müssen weitere mikrobiologische Untersuchungen veranlasst werden (z. B Screening von Kontaktpersonen ...).
- Die Hygieneabteilung bzw. die Hygienebeauftragten müssen eventuell notwendige Isolierungen veranlassen und deren Durchführung kontrollieren.
- Die Analyse aller verfügbaren klinischen Daten muss ständig erfolgen, um den Erfolg der Maßnahmen zu prüfen.

15.6.3 Umfeldanalyse

Nun folgen weitere Ermittlungen (Befragen von Personal und Patienten, mikrobiologische Daten ...) und die möglichen Infektionswege werden überprüft. Da hierzu hygienisch-mikrobiologische Untersuchungen wie Wasserproben, Abklatschplatten usw. erforderlich sein können, muss man bis zum Eintreffen der Ergebnisse etwas Geduld mitbringen.

15.6.4 Ablaufprotokoll

Täglich sind entisolierte und neu isolierte Personen zu erfassen sowie ggf. erkranktes Personal. Das Erstellen einer Infektionszeittafel (Auftreten der Fälle, korreliert mit Inkubations- und Kontaktzeiten, auch als »Line-List« bezeichnet) ist erforderlich, genau wie eine Aktenanalyse (Wer lag wann, mit wem zusammen usw.).

Wichtig ist es, Maßnahmen flexibel anzupassen, den Erfolg immer wieder zu kontrollieren und zu hinterfragen. Gelingt es nicht, einen nachhaltigen Erfolg zu erzielen, müssen weitergehende Interventionsmaßnahmen geplant und veranlasst werden. Dies wird jedes Mal dokumentiert.

15.7   Psychologische Aspekte

Ein Ausbruch stellt eine Ausnahmesituation dar, die sich umso drastischer darstellt, je mehr Betroffene es gibt. Patienten und Bewohner werden durch Isolierungsmaßnahmen und die erlebten Erkrankungen der Mitbetreuten sowie Unterbrechungen des gewohnten Tagesablaufs verunsichert.

Die Personalgruppen (Pflege, Hauswirtschaft, Verwaltung) sind gleichfalls von der Situation betroffen, die Bewohner werden durch die Unterbrechung des gewohnten Tagesablaufs verunsichert.

Das Personal sollte noch einmal geschult werden, um das Handeln gefühlt abzusichern und Fragen zu beantworten. Auch Angehörige haben Fragen, wenn zum Beispiel die Kleidung mit nach Hause zum Waschen gegeben werden soll. Auf diese Situation kann man sich vorbereiten, wenn man schon im Vorfeld Informationen über mögliche Ausbruchserreger zusammenträgt und in einem leicht verständlichen Flyer zusammenstellt.

In der KRINKO/RKI-Empfehlung »Infektionsprävention in Heimen« (2005) werden ein paar Erreger genannt, die für Ausbrüche speziell in Pflegeeinrichtungen in Frage kommen. Auf diese sollte man in diesen Einrichtungen entsprechend vorbereitet sein.

In einigen Krankenhäusern bieten die Hygienefachkräfte Sprechstunden an, die von besorgten Angehörigen wahrgenommen werden können.

15.8 Ausbruch beenden

Ein Ausbruch wird in der Regel für beendet erklärt, wenn innerhalb von 2–4 Inkubationszeiten keine neuen Infektionen mehr auftraten. Dabei wird auch berücksichtigt, ob neue Fälle von außen in die Einrichtung eingetragen werden können. Dies bedeutet beispielsweise (► Tab. 32):

Tab. 32: Inkubationszeiten und Ausbruchsende

Erreger	Maximale Inkubationszeit	Ausbruchsende (Tage)
Noroviren	72 Stunden	12–14 Tage
Rotaviren	96 Stunden	12–14 Tage
MRSA	Unklar	1 Jahr
Keratoconjunctivitis epidemica	14 Tage	23–28 Tage
Skabiesmilbe	35 Tage	130 Tage
Influenza	3 Tage	14 Tage nach letztem Fall

Nach Beendigung des Ausbruchs kann allmählich wieder Normalität eintreten. Nun wird retrospektiv noch einmal der ganze Ablauf analysiert, ob etwas zu verbessern gewesen wäre. Das Ablaufprotokoll (► Kap. 15.6.4) hilft dabei. Je nach Resultat der Analyse werden die Arbeitsanweisungen angepasst.

16 Bauten und Baumaßnahmen

Definitionen

Baustaub ist jeder Staub, der bei Abriss- oder Baumaßnahmen mit neuen Materialien durch Zuschnitt, Bohren etc. entsteht. Er enthält regelhaft Schimmelpilze und Bakterien wie z. B. Nocardien.

Die *Arbeitsstättenverordnung* gibt Raumumstände vor, etwa Bewegungsfläche, Tageslicht und Lüftung. Diese Anforderungen werden jeweils in den *Arbeitsstättenrichtlinien* umfassend erörtert.

Nassabriebfestigkeit gewährt eine *wasserabweisende Farbe*, die gelegentlich desinfizierend abgewischt wird. Bei regelmäßig erforderlicher Desinfektion eines Wandabstriches wird ein Fliesenspiegel (gefliester Wandabschnitt) oder eine *Laminatbeschichtung* (großflächige Kunststoffplatten mit geringer Fugenanzahl, die desinfektionsfest sind).

Fugendicht heißt, dass Flüssigkeiten nicht durch die Fuge dringen können. Fugen in Nasszellen und anderen Sanitärräumen müssen frei von Schimmelpilzbefall sein.

Eine *Vorschleuse* oder *Schleuse* vor einem Zimmer ermöglicht dem Pflegepersonal und der Ärzteschaft das geschützte An- und Ablegen von Schutzkleidung.

16.1   Rechtsgrundlagen

- § 23 IfSG, Hinweise in den Hygieneverordnungen der Bundesländer
- *Arbeitsstättenverordnung* (ASV)
- *Arbeitstättenrichtlinien* (ASR)
- TRBA 250

16.2   Allgemeine Anforderungen

Räume, die der Diagnostik oder der Patienten- bzw. Bewohnerversorgung dienen, müssen gut zu desinfizierende (d. h. glatte, fugendichte) Fußböden und Wände haben. Bei den Wänden wird in der Regel von einer ausreichenden Desinfizierbarkeit ausgegangen, wenn sie bis 2 m Höhe mit einer wasserabweisenden und nassabriebfesten Farbe versehen sind. Bei starken Spritzbereichen empfehlen sich Fliesenspiegel oder besser fugenarme Laminatbeschichtungen.

Das Inventar muss glatte Flächen haben und mit Mitteln aus der Liste des RKI (z. B. 3 % Perverbindung, 4 Stunden Einwirkzeit) zu desinfizieren sein. Aufkleber, an die Wand geheftete Anweisungen, Verzeichnisse müssen grundsätzlich mit einer Plastikfolie bedeckt (*laminiert*) sein. In den KRINKO/RKI-Empfehlungen und deutlich verbindlicher in den Arbeitsstättenrichtlinien wird immer wieder ausreichend Raum für alle Arbeiten gefordert.

Bei der Planung von Neubauten bzw. Sanierungen müssen einschlägige Normen und KRINKO-Empfehlungen (diese in Abhängigkeit von der Risikobewertung) erfüllt werden. Neben erfahrenen Architekten empfiehlt es sich, den Krankenhaushygieniker bzw. Hygienebeauftragten schon früh zur Planung hinzuzuziehen. Im Falle der medizinischen Einrichtungen gemäß § 23 IfSG muss der Krankenhaushygieniker abschließend die Planung bewerten, die dann dem Gesundheitsamt zur Prüfung übergeben wird.

Ganz wichtig ist die Teilnahme von Vertretern des Pflegepersonals und der Ärzteschaft an den so genannten Nutzer-Gesprächen. Hier werden die später im Neubau oder sanierten Bereich durchzuführenden Prozesse besprochen und so Raumprogramm, Raumgrößen und die Wegeführung optimiert.

In Krankenhäusern muss ein Teil der Betten in Einzelzimmern mit *Vorschleuse* stehen, um Patientenisolierungen bei Bedarf möglich zu machen. Heute sollen in Neubauten mindestens zwei Einzelzimmer pro 40 Betten mit kleiner Vorschleuse vorgehalten werden. Wichtig ist auch ausreichend Raum zur korrekten Lagerung von Medizinprodukten und Sterilgut. Dieser sollte mindestens 10 % größer kalkuliert werden als der aktuell benötigte, da derzeit noch von einem Zuwachs an Einmalmaterial und Gerätschaften auszugehen ist.

Räume der Funktionsdiagnostik müssen sinnvoll aufgeteilt werden. Beispielsweise sollte in der *Endoskopie* für Bronchoskopien und Gastroskopien/Koloskopien jeweils ein eigener Raum vorgehalten werden, im Idealfall mit dazwischenliegender Aufbereitungseinheit.

Bei der Planung sind ein ausreichender Wartebereich sowie entsprechende Umkleidemöglichkeiten zu berücksichtigen.

16.3 »Rein« und »unrein« in der Aufbereitung

Prinzipiell müssen »reine« und »unreine« Seite, z. B. in der gewerblichen Wäscherei oder bei der Sterilgut-Versorgung getrennt und die reine Seite nur über eine Schleuse zu betreten sein. Auch abgegrenzte Bereiche (OP-Trakt, Intensivstation, Infektionsstation) sollten Schleusen besitzen.

Auf den Stationen und in Wohnbereichen werden unreine Arbeitsräume vorgehalten, die der Fäkalienentsorgung und der Aufbereitung des Pflegegeschirrs (Steckbecken, Urinflasche, Toilettenstuhl-Topf) dienen. Für die Medizinprodukteaufbereitung sollte es eigene Räume bzw. Zonen in Räumen geben.

16.4 Baumängel

16.4.1 Undichte Fugen

Silikonfugen, etwa in Nassbereichen, werden immer wieder reißen und müssen regelmäßig nachgezogen werden, um das Eindringen von Wasser und die resultierende Schädigung der Bausubstanz zu vermeiden.

16.4.2 Defekte Flächen

Beschädigtes Inventar mit freiliegenden Pressspanplattenanteilen ist nicht mehr leicht zu reinigen und zu desinfizieren. Ist ein Austausch nicht möglich, muss die betroffene Stelle z. B. mit einer Lackschicht repariert werden. Auch Fliesen mit Sprüngen müssen ausgetauscht werden oder wenigstens wasserabweisend gespachtelt.

16.4.3 Schimmelbefall

Bei Schimmelpilz-Besiedelung von Wänden muss die Ursache der zugrundeliegenden Feuchte entdeckt und saniert werden. Eine Renovierung ist zwecklos, wenn die Feuchtigkeitsquelle nicht entfernt wurde.

Neben undichten Rohrleitungen oder dem Eindringen von Wasser durch Dach oder Außenwände, kommt ein mangelhaftes Lüften in Frage. Können bestimmte Räume, z. B. Innenbäder, nicht saniert werden, ist der Anstrich mit einer fungiziden Farbe zu erwägen.

16.5 Baumaßnahmen in Krankenhaus und Klinik

Renovierungen und Baumaßnahmen gehen oft mit starker Staubbildung einher. Im Baustaub befinden sich potenzielle Krankheitserreger, vor allem Schimmelpilze, aber auch Bakterien, wie z. B. Nocardia asteroides. Daher ist es unbedingt erforderlich, abwehrgeschwächte Patienten und Bewohner vor Staubkontakt zu schützen. Hierzu eignen sich Staubschutzwände aus Spahnholz, auf Holzrahmen getackerte Folien oder massivem Karton, die jeweils mit Klebefolie und Bauschaum abgedichtet werden.

Besonders gefährdete Patienten können vielleicht in einen anderen Klinikteil verlegt werden.

> Wichtig ist eine ausreichend frühe Information des Personals über den Beginn der Baumaßnahmen, damit rechtzeitig Vorsorge getroffen werden kann.

Auch die Handwerker sollten Merkblätter bekommen mit folgenden Punkten:

- Staubbildung so gut es geht vermeiden,
- unnötigen Lärm vermeiden (z. B: Motoren von nicht benötigten Fahrzeugen abstellen),
- Bereiche über Maßnahmen rechtzeitig informieren.

Wurde in die Schächte der Raumlufttechnik eingegriffen oder ist das Wasserleitungssystem betroffen, muss eine Beprobung veranlasst und offizielle Freigabe durch die Hygieneabteilung bzw. den Hygienebeauftragten erfolgen.

Bei der Behebung der Folgen von Notfällen (Bränden, Wasserrohrbruch) müssen diese Maßnahmen schnell besprochen werden. Es empfiehlt sich daher, ein entsprechendes Hygieneplandokument mit ergänzenden Checklisten vorzuhalten.

17 Lebensmittelhygiene

Definitionen

Verfallsdatum: Ist das Verfallsdatum überschritten, kann das Lebensmittel gesundheitsgefährdend werden oder sein und darf nicht mehr ausgegeben und gegessen werden.

Mindesthaltbarkeitsdatum: Dieses Datum darf überschritten werden, es ist jedoch mit einer negativen Veränderung des Aussehens oder des Geschmacks und damit der Verkehrsfähigkeit zu rechnen. Der Genuss führt aber nicht zur Lebensmittelintoxikation oder Lebensmittelinfektion.

Verkehrsfähigkeit: Ein Lebensmittel soll von Aussehen und Geruch her zum Verzehr einladen.

Lebensmittelintoxikation: Symptome werden durch reine Toxinwirkung ausgelöst (z. B. Botulismus, Enterotoxin von Staphylococcus aureus).

Lebensmittelinfektionen: Die Symptome werden durch die Bakterien, die nach Vermehrung die Enterozyten angreifen, ausgelöst.

17.1 Rechtsgrundlagen

- § 42, 43 IfSG
- Lebensmittel-, Bedarfsgegenstände- und Futtermittelgesetzbuch (LFGB)

- EG 852/2004 (Europäische Direktive zu Lebensmitteln)
- Lebensmittelhygieneverordnung (LMHV)

17.2   QM für die Küche – HACCP

Das aus den USA von der NASA übernommene Konzept umfasst:

- *H*azard: Gefahr, Risiko, hier speziell Gesundheitsrisiko
- *A*nalysis: Einschätzung, Bewertung
- *C*ritical: Für die gesundheitliche Unbedenklichkeit kritische Einflüsse auf das Lebensmittel
- *C*ontrol: unter Kontrolle bringen (beherrschen, vermeiden, ausschalten, begrenzen)
- *P*oint: Punkt, Schritt im Produktionsprozess mit Einfluss auf gesundheitliche Unbedenklichkeit des Lebensmittels

Die Lebensmittel müssen also in hygienisch einwandfreiem Zustand zum Endverbraucher gelangen. Die notwendigen Maßnahmen müssen in einer Arbeitsanweisung (Betriebshandbuch der Küche) zusammengefasst sein, aber sich auch auf die Station oder den Wohnbereich fortsetzen.

Das Personal, das mit Lebensmitteln umgeht, muss eingewiesen sein, wenn der Umgang mit Lebensmitteln über die einfache Darreichung hinausgeht. In einigen Krankenhäusern und auch Bundesländern wird dazu auch vom Pflegepersonal eine Bescheinigung gemäß § 43 IfSG (die das Gesundheitszeugnis ersetzt hat) gefordert. Die nach der Erstbelehrung durch einen ermächtigten Arzt nötigen Folgebelehrungen können alle zwei Jahre durch den Arbeitgeber durchgeführt werden.

17.3 Mikroorganismen und Lebensmittel

Nicht alle Lebensmittel bieten gleich gute Bedingungen für die Vermehrung von Mikroorganismen. Entscheidend sind folgende Kriterien:

- Wassergehalt des Lebensmittels (Knäckebrot verdirbt nicht, solange es trocken bleibt.)
- Zuckergehalt eines Lebensmittels (Wenn er über 50 % beträgt, ist mikrobielles Wachstum nicht mehr möglich. Daher fault auch z. B. Schokolade nicht.)
- Salzgehalt eines Lebensmittels (z. B. Fleisch einpökeln, verhindert mikrobielle Vermehrung und damit Zersetzung.)
- Temperatur des Lebensmittels (Die meisten Erreger von Lebensmittelinfektionen bevorzugen eine Temperatur von 28–40°C mit Optimum 36°C. Ist das Lebensmittel deutlich wärmer oder kälter, hat dies direkten Einfluss auf die Vermehrungsgeschwindigkeit oder es ist gar keine Vermehrung mehr möglich.)

Tieffrieren reduziert den mikrobiellen Stoffwechsel, tötet aber potentielle Erreger nicht ab. Wird das Lebensmittel wieder aufgetaut und erreicht Raumtemperatur, werden die Erreger wieder aktiv, manche auch schon bei Kühlschranktemperaturen.

Hoher Wassergehalt und große Oberflächen begünstigen einen schnellen Verderb. Lebensmittel wie Fleisch, vor allem Hackfleisch und Wurstwaren, Milch und Milchprodukte, Ei und Eiprodukte verderben auch nach Kochen relativ schnell, während beispielsweise Salzkartoffeln eine etwas längere Haltbarkeit haben. Dies gilt auch dann, wenn der Salzgehalt eigentlich nicht ausreicht, um mikrobielles Wachstum zu verhindern. Eine Liste der empfindlichen Lebensmittel findet sich in § 42 Abs. 2 IfSG:

§

(2) Lebensmittel im Sinne des Absatzes 1 sind

1. Fleisch, Geflügelfleisch und Erzeugnisse daraus
2. Milch und Erzeugnisse auf Milchbasis

3. Fische, Krebse oder Weichtiere und Erzeugnisse daraus
4. Eiprodukte
5. Säuglings- und Kleinkindernahrung
6. Speiseeis und Speiseeishalberzeugnisse
7. Backwaren mit nicht durchgebackener oder durcherhitzter Füllung oder Auflage
8. Feinkost-, Rohkost- und Kartoffelsalate, Marinaden, Mayonnaisen, andere emulgierte Soßen, Nahrungshefen
9. Sprossen und Keimlinge zum Rohverzehr sowie Samen zur Herstellung von Sprossen und Keimlingen zum Rohverzehr.

Sterile Lebensmittel gibt es nicht. Lebensmittelhygiene hat daher zum Ziel, durch korrektes Behandeln und Lagern der Rohstoffe und der jeweiligen zubereiteten Lebensmittel die Keimzahl so niedrig zu halten, dass der Gesundheit der Endverbraucher kein Schaden entstehen kann.

Die Verantwortung der Küchenleitung endet, wenn die Lebensmittel die Küche verlassen und geht auf die Stationen oder Wohnbereiche über.

Die Schädlingskontrolle und bei Bedarf Bekämpfung gehört auch zur Küchen- bzw. Lebensmittelhygiene.

17.4 Verfallsdatum, Mindesthaltbarkeitsdatum und Verkehrsfähigkeit

Das *Verfallsdatum* darf nicht überschritten werden, es repräsentiert den Erfahrungswert für den mikrobiologischen Stoffwechsel, der letztlich das Lebensmittel ungenießbar macht, dabei ist auf die stets korrekte Lagerung zu achten.

Das *Mindesthaltbarkeitsdatum* repräsentiert den Erfahrungswert, bei dem das Lebensmittel am besten schmeckt. Im angloamerikanischen Sprachraum wird dies mit dem Ausdruck »best before« vielleicht etwas plakativer ausgedrückt. In jedem Fall kann das Datum überschritten werden. Je länger das Überschreiten dauert, desto weniger gut wird das Lebensmittel schmecken, aber es ist nicht verdorben.

Die *Verkehrsfähigkeit* besagt, dass das Lebensmittel von seinem Aussehen her zum Verzehr einladen soll. Welker Salat, schwitzender Käse und Aufschnitt mit sich wellendem Rand gehören nicht dazu, sind aber noch nicht gleich verdorben.

Die Verkehrsfähigkeit ist aber auch nicht gegeben, wenn man zu sehr auf Nummer Sicher geht. Wegen übertriebener Kühlung steinharte Butter und kaltes Brot laden nämlich auch nicht zum Verzehr ein, jedenfalls nicht gleich.

Dabei ist das durch Erwärmung frisch zubereitete Lebensmittel relativ keimarm. Sehr viele Lebensmittelinfektionen entstehen durch anschließende Lagerungsfehler, das heißt übrig gebliebene Keime können sich z. B. durch Lagerung bei Raumtemperatur oder leicht darüber hinaus (z. B. 36°C) auf relevante Erregerzahlen (also die Infektionsdosis) vermehren.

17.5 Anforderungen an die Stations- oder Wohnbereichsküche

Wie sonst auch in hygienisch sensiblen Bereichen, muss das Inventar mit intakten Oberflächen leicht zu reinigen und zu desinfizieren sein. Insektenschutzgitter vor Fenstern, die geöffnet werden können, sind sinnvoll.

Im Kühlschrank dürfen Lebensmittel und Medizinprodukte (z. B. Coolpacks) nicht gemeinsam gelagert werden.

Ausreichend Platz für korrekte Lagerung der Tabletts (gekühlt, wenigstens Salat und Nachtisch) oder bei Raumtemperatur bzw. nicht im Spritzbereich des Spülbeckens oder Waschbeckens. Ein ordnungsgemäß ausgestatteter Hände-Waschplatz (Berührungsfreie Armatur, Seifen- und Desinfektionsmittelspender. Einmalhandtücher mit Abwurf) sollte wenigstens in der Nähe vorgehalten werden.

17.6   Organisatorische Anforderungen

Für jeden Bereich und jede Station muss es Anweisung für Lebensmittelhygiene geben (Lagerdauer bei Raumtemperatur, Kühlschranklagerung, Temperaturkontrolle des Kühlschranks, Chargenkontrolle bei abgepackten Lebensmitteln wie Butter, Honig etc.). Wird eine Mikrowelle vorgehalten, sollte es auch Anweisungen für deren Nutzung geben.

Manche Einrichtungen fordern für Pflegepersonal, das Essen zubereitet und/oder portioniert, Schutzschürzen. Auf jeden Fall müssen dokumentierte Schulungen stattfinden.

17.7   Brei- und Sondenkost

Selbst hergestellte *Breikost* wird in der Regel in der Küche vorbereitet und auf die Station oder den Wohnbereich geliefert.

Hier muss eine Kühlung bis kurz vor dem geplanten Einsatz erfolgen. Die Wiedererwärmung erfolgt in der Regel in der Mikrowelle. Hier ist zu beachten, dass die Erwärmung nach etwa der halben Zeit unterbrochen werden muss, um umzurühren. Denn nur so können »Kälteinseln« im Brei vermieden werden, die aufgrund des unterschiedlichen Wassergehalts in der scheinbar homogenen Masse entstehen.

Sondenkost wird aus der großen Palette der Fertigprodukte gewählt. In diesem Falle sind die Herstellerangaben zu beachten. Im Allgemeinen kann angebrochene Sondenkost 24 Stunden lang im Kühlschrank aufbewahrt werden.

Die *Überleitungssysteme* sind gleichfalls nach Angaben der Hersteller zu wechseln, in der Regel spätestens nach 24 Stunden.

Die *Spülung der Sonde* wird nicht einheitlich gehandhabt. Dort, wo – außerhalb von Trinkbrunnen – Leitungswasser eingesetzt wird, ist die Standzeit zu begrenzen. Am besten wird das Leitungswasser immer frisch aus der Leitung entnommen. Empfohlen wird auch die Verwendung von abgekochtem Wasser oder Tee (kein Früchte- oder schwarzer Tee, also beispielsweise Kamillen- oder Pfefferminztee).

Bei der Herstellung von *Tee* wird – eine verordnungskonforme Keimbelastung des Wassers vorausgesetzt – nach zehnminütigem sprudelndem Kochen des Wassers und anschließendem sofortigen Aufgießen eine Keimreduktion auf ca. fünf koloniebildende Einheiten (KBE = lebende Bakterien) pro ml erreicht. Teebeutel und die meist gar nicht vollständig getrockneten Thermoskannen enthalten Bakterien, sodass man die Standzeit von warmen Tee in Thermoskannen auf maximal eine Schicht (8 Stunden) beschränken sollte. Untersuchungen haben gezeigt, dass bei längerer Standzeit, etwa 24 Stunden, sehr hohe Keimzahlen erreicht werden. Dies ist insbesondere dann von Bedeutung, wenn der Tee zur Spülung von Magensonden verwendet wird, denn Sondenkostpatienten haben ein verändertes Darmmikrobiom, was die Entstehung eines *Clostridioides-difficile*-Befalls oder einer *Pseudomonas*-Enteritis begünstigen kann.

17.8 Geschirrlogistik bei potentiell infektiösen Patienten

Laut TRBA 250 werden die Tabletts von isolierten Patienten wie üblich in die Küche zurückgeführt. »Verpackungsrituale« sind sinnlos und erhöhen das Kontaminationsrisiko. Die Personen, die die Speisereste abräumen und das Geschirr in die Spülmaschine geben, tragen Schutzkleidung, damit wird auch eine Kontamination mit nicht bekannten Erregern weitestgehend verhindert.

18 Schnittstelle Haustechnik, Logistik

18.1 Rechtsgrundlagen

- TRBA 250, Anhang 8
- Gefahrstoffverordnung
- Gefahrgutverordnung Straße u. a.

18.2 Abfallentsorgung

Jede Einrichtung des Gesundheitsdienstes benötigt einen Abfallbeauftragten. Die Funktion des Abfallbeauftragten ist im Allgemeinen in Heimen mit der Tätigkeit eines Hausmeisters verknüpft bzw. wird in Krankenhäusern und Rehabilitationskliniken von einem Mitarbeiter der Haustechnik wahrgenommen.

Dieser erstellt und pflegt das *Abfallkonzept* auf der Basis der Einteilung der Abfallarten nach *Abfallschlüsseln* (AS) bzw. des Europäischen Abfallkataloges (EAK) und entsprechend der »Richtlinie über die ordnungsgemäße Entsorgung von Abfällen aus Einrichtungen des Gesundheitsdienstes« der Länderarbeitsgemeinschaft Abfall (*LAGA-Richtlinie*). Diese regelt auch das Einsammeln und Befördern von Abfällen innerhalb der Einrichtung. Die LAGA-Richtlinie stellt eine Durchführungsanordnung zum Kreislaufwirtschafts- und Abfallgesetz (KrW/AbfG) dar. Sie gilt in allen Bundesländern, kann jedoch durch die Bundesländer mittels landesspezifischen Anordnungen ergänzt werden. Auch die Abfallsatzungen der Kommunen sind zu beachten.

Das Abfallkonzept beschreibt, welche Müllarten wo anfallen, in welchen Behältern sie zu sammeln sind und wo sich die Sammelbehälter befinden. Auch der Standort der Mülltonnen oder Müllcontainer wird im Abfallkonzept dargestellt. Außerdem ist es sinnvoll, die Telefonnummer des Abfallbeauftragten der Kommune bzw. des von der Kommune beauftragten Entsorgungsunternehmens vorzuhalten.

18.2.1 Abfalltrennung

Folgende typische Abfallschlüssel werden regelmäßig angewendet:

- AS 20 03 01: »gemischte Siedlungsabfälle«, Rest- oder Hausmüll, Speisereste in geringen Mengen
- AS 15 01 xx: Wertstoffe für Wertstoffsammlung, z. B. 15 01 06 Gemischte Verpackungen (= »gelber Sack«)
- AS 18 01 04: Abfall, der bei der Pflege entsteht, z. B. Verbände, Inkontinenzmaterial
- AS 18 01 01: Kanülen, Venülen, Skalpellklingen und andere scharfe oder spitze Gegenstände (»Sharps«)
- AS 18 01 03*: Infektiöser Müll (siehe unten)
- AS 18 01 06, AS 18 01 08: Gefahrstoffhaltige Abfälle
- AS 18 01 02: Organabfälle, Blutbeutel und Blutkonserven

Überwachungsbedürftig sind *infektiöse Abfälle*, die mit bestimmten Erregern kontaminiert sind (AS 18 01 03*). Hier bedarf es spezieller, durch die Bundesanstalt für Materialprüfung (BAM) geprüfter Behälter (»schwarze Tonnen«), deren Verwendung von der Hygieneabteilung oder den Hygienebeauftragten angeordnet wird. Dies wird die Ausnahme sein, da nur wenige Infektionen bzw. Erreger eine solche Maßnahme erforderlich machen: Brucellose, Cholera, Diphtherie, Creutzfeld-Jakob-Erkrankung (nur Liquor-kontaminierte Gegenstände), Bovine Spongiforme Enzephalitis (BSE), Lepra, Maul- und Klauenseuche, Meningitis (unklarer Erreger und Meningokokken), Milzbrand, Paratyphus A, B und C, Pest, Pocken, Poliomyelitis, Q-Fieber, Rotz, Tollwut, Tuberkulose (offen), Tularämie, Typhus, virusbedingtes hämorrhagisches Fieber, blutig kontaminierte Abfälle von Patienten mit akuter oder chronisch aktiver Hepatitis B, C, D und HIV.

Da der Deckel der Tonnen, wenn fest verschlossen, sich nicht mehr öffnen lässt, werden die Deckel während der Sammlung im Patientenzimmer nur aufgelegt. Der Verschluss erfolgt, wenn der Behälter dreiviertel gefüllt ist. Vor dem Entfernen wird er außen desinfiziert. Die Zwischenlagerung erfolgt möglichst gekühlt (< 15°C) oder zumindest in kühlen Räumen (ggf. auch Leichenaufbewahrungskühlschrank) und ist dann im Allgemeinen für eine Woche möglich. Die Entsorgung erfolgt durch Spezialfirmen.

Aber auch sonst muss mit Abfall sorgfältig umgegangen werden.

18.2.2 Zwischenlagerung von Abfall

Müssen gefüllte Abfallbehältnisse (z. B. Müllsäcke) bis zur weiteren Entsorgung gelagert werden, darf durch die Art der Lagerung niemand gefährdet werden, Patienten bzw. Bewohner sollten also keinen Zugang haben.

18.2.3 Stichsichere Sammlung von »Sharps«

Geeignete Behälter sind flüssigkeitsdicht, durchstichsicher und fest zu verschließen. Gewünschte Eigenschaften sind:

- Sie sind verschließbare Einwegbehältnisse.
- Sie geben den Inhalt, z. B. bei Druck, Stoß, Fall, nicht frei und werden nicht durchdrungen.
- Ihre Festigkeit wird durch Feuchtigkeit nicht beeinträchtigt.
- Ihre Größe (Durchmesser, Höhe) und Einfüllöffnung (Abstreifvorrichtung für verschiede Kanülenanschlüsse) sind abgestimmt auf das zu entsorgende Gut.
- Sie sind durch Farbe, Form und/oder eindeutige Beschriftung Abfallbehälter zu erkennen.
- Der Füllgrad muss leicht zu erkennen sein.

Werden leere Kanister zur Sammlung genutzt, so sind die auf den ursprünglichen Inhalt hinweisenden Etiketten mit dem Hinweis »Abfall« zu überkleben. Eventuell vorhandene Gefahrstoffzeichen, z. B. auf Kanistern, die Desinfektionsmittelkonzentrate enthielten, müssen durch Übermalen oder Überkleben unkenntlich gemacht werden.

18.2.4 Anforderungen an die Sammlung und Entsorgung

Abfalleimer in Patienten- oder Bewohnerzimmern müssen nicht nach Wertstoffen sortiert werden.

Die Sammlung erfolgt in Müllsäcken, die anschließend in Müllcontainer oder Presscontainer zur Verdichtung der Müllmenge entsorgt werden.

Speisereste aus Bewohnerzimmern werden – sofern vorhanden – über die Biomülltonne oder auch über Hausmüll entsorgt.

Küchenabfälle sind separat zu entsorgen, hierzu stehen in der Regel Firmen zur Verfügung, die die Reste zu Düngemitteln oder für Biogasanlagen aufarbeiten.

AS 18 01 04 und AS 18 01 01 müssen so transportiert werden, dass die Säcke nicht beschädigt werden. Entsorgt werden sie in den Hausmüllcontainer bzw. entsprechend sichere Presscontainer.

18.3 Trinkwasser

18.3.1 Allgemeines

Trinkwasser ist nicht steril und beim Einsatz von Wasser in der Pflege und für die Ernährung ist einiges zu beachten. Die Wasserqualität, die Wasserwerke an die Verbraucher – also z. B. eine Einrichtung zur Altenpflege – zu liefern haben, ist in der Trinkwasserverordnung festgelegt. Sie regelt Anforderungen an die Mikrobiologie und Gehalt an Salzen und organischen Stoffen. Werden die Grenzwerte überschritten, muss das Gesundheitsamt festlegen, ob die Abweichungen tolerabel sind und wie lange.

Bis zur Wasseruhr muss das Wasserwerk dafür sorgen, dass es eine der Trinkwasserverordnung entsprechende Qualität liefert. Danach ist der Betreiber der jeweiligen Einrichtung zuständig. Findet sich die Einrichtung in einem gemieteten Gebäude, ist vertraglich zu klären, ob der Vermieter oder die Pflegeeinrichtung als Mieter die Wasserproben veranlasst und bezahlt.

18.3.2 Trinkbrunnen

Trinkbrunnen sind Geräte, die Leitungswasser mit Kohlendioxid anreichern und kühlen (so genannte Postmixgeräte) oder die einfach nur ein fertiges Getränk ausschenken (z. B. Gallonentrinkbrunnen mit aufgesetzten Wasserflaschen, auch als Premix-Geräte bezeichnet).

18.3.3 Wasserproben

Sowohl bei der Hauswasserleitung als auch bei Trinkbrunnen müssen die Proben am Ort der Entnahme (also z. B. an einem Duschkopf bzw. am Hahn des Trinkbrunnens) entnommen werden. Die angegebenen mikrobiologischen Werte gelten also für Abnahme- oder Zapfstelle.

Die Wasserproben sind von einem zertifizierten Probennehmer zu nehmen und in einem entsprechenden Labor zu untersuchen.

Je größer die Einrichtung ist, desto mehr Proben sind zu ziehen. Die Untersuchungen sind in der Regel einmal im Jahr durchzuführen.

18.3.4 Überschreitung des Legionellen-Richtwertes (Maßnahmewert)

Der so genannte Maßnahmenwert liegt bei 100 KBE Legionellen pro 100 ml, entsprechend einer pro ml. Wird er überschritten, muss zunächst ein Spülplan umgesetzt werden, in der Regel durch die Reinigungskräfte. Auch kann versucht werden, den betroffenen Bereich durch Spülen mit heißem Wasser (optimal 70°C) zu thermodesinfizieren. Pflegekräfte müssen dabei Patienten oder Bewohner warnen, vor allem dann, wenn kein endständiger Verbrühschutz montiert ist.

18.4 Belüftung

Die Belüftung sollte über Fenster (mit Fliegengittern für Räume für kleine Operationen und für den Umgang mit Lebensmitteln) oder durch eine raumlufttechnische Anlage (Klimaanlage) erfolgen.

Bei erhöhten oder höchsten Anforderungen an die Keimarmut muss eine entsprechend qualifizierte Anlage betrieben werden (z. B. im OP-Trakt).

In innenliegenden Nasszellen und Toiletten ohne Fenster gibt es reine Abluftsysteme, die Feuchtigkeit und Gerüche beseitigen sollen. Geht dies nur sehr langsam, sollte die Technische Abteilung verständigt werden.

19　Bettenaufbereitung

19.1　Rechtsgrundlagen

- TRBA 250
- KRINKO/RKI: Infektionsprävention in Heimen (2005)
- KRINKO/RKI: Infektionsprävention im Rahmen der Pflege und Behandlung von Patienten mit übertragbaren Krankheiten (2015)

19.2　Routinemäßige Bettenaufbereitung

Im Regelfall werden Betten mit Hautschuppen, den körpereigenen Mikrobiomen und mit etwas Feuchtigkeit (durch nächtliches Schwitzen) belastet. Besitzt das Bett keinen Schutzbezug, so gelangen Hautschuppen und Feuchtigkeit in die oberste Schicht der Matratze. Viele ältere Menschen leiden an Haut- oder Nagelpilz, wenig aber eben doch infektiös.

Weitere Belastungen können sich ergeben durch Speichel (bei Husten, Schluckstörungen), Harntropfen und Kotanschmutzungen.

Daraus ergibt sich, dass das Bett und das Bettzeug im Falle einer Besiedlung mit multiresistenten Erreger eine Kontaminationsquelle darstellen kann. Daher soll die *Bettwäsche* Betroffener zumindest in Heimen im Zimmer gesammelt werden.

Als routinemäßiger Wechselintervall für die Bettwäsche (Bettbezug, Matratzenbezug und Kissenbezug) wird ein wöchentliches

Wechselintervall bei Bettlägerigen und ein zweiwöchentliches bei mobilen Bewohnern empfohlen. Bei sichtbarer Verschmutzung muss natürlich gleich gewechselt werden. Bei langliegenden Patienten richtet sich der Wechsel in der Regel nach dem Bedarf, weil hier auch von größeren Belastungen auszugehen ist.

Fallen bei den Schutzbezügen für die Matratzen Defekte auf, müssen diese sofort gemeldet und behoben werden.

19.3 Schutzkleidung

Schutzkleidung macht Sinn in folgenden Situationen:

- Blutkontaminierte Wäsche von Patienten oder Bewohnern mit Hepatitis B, C und HIV.
- Bei Besiedlung mit multiresistenten Erregern.
- Stark kontaminierter Bettwäsche (z. B. nach Erbrechen).

In der Regel ist das Tragen von Schutzkittel und Handschuhen ausreichend.

Im Falle von Ausbrüchen wird die Wäsche meist als »Wäsche zur besonderen Aufbereitung« (früher infektiöse Wäsche) entsorgt. Besiedlung oder Infektion mit multiresistenten Bakterien dagegen erfordert laut TRBA 250 keine Entsorgung als infektiöse Wäsche.

19.4 Bettgestell

Das *Bettgestell* wird immer desinfizierend gereinigt im Krankenhaus, in Heimen nur bei Bewohnerwechsel oder im Rahmen einer MRSA-Sanierung mit täglichem Bettwäschewechsel und Desinfektion der Patienten- oder Bewohner nahen Umgebung.

20 Wäschelogistik

20.1 Rechtsgrundlagen

- TRBA 250
- KRINKO: »Infektionsprävention in Heimen« (2005)
- KRINKO: »Infektionsprävention im Rahmen der Pflege und Behandlung von Patienten mit übertragbaren Krankheiten« (2015)

20.2 Allgemeine Anforderungen

Wäsche wird heute in der Regel nach extern in professionelle Wäschereien vergeben. Die vergebende Einrichtung ist zur fortlaufenden Qualitätskontrolle der Lieferanten und damit auch der Wäscherei verpflichtet. Denn über mangelhaft gewaschene bzw. desinfizierte Wäsche können Krankheitserreger übertragen werden. Dazu kommt aber auch der Marketingschaden beim Einsatz unzureichend aufbereiteter Wäsche.

Wird die Wäsche nicht korrekt gesammelt, wird unter Umständen das Wäschereipersonal gefährdet, wenn es mit der unreinen Wäsche umgeht (▶ Tab. 33).

Tab. 33: Erreger in gebrauchter Wäsche (Beispiele)

Herkunft der Erreger	Name	Multiresistente Variante, Bemerkung
Nasen-Rachen-Raum	Staphylococcus aureus	MRSA
	Acinetobacter spec.	3MRGN, 4MRGN
	Pseudomonas aeruginosa	3MRGN, 4MRGN
	Streptokokken	–
	Pneumokokken	–
	Adenoviren	–
	Influenzaviren	–
Haut	Koagulase-negative Staphylokokken	MRSE
	Corynebakterien	–
	Mikrokokken	–
	Dermatophyten	Haut-, Nagel- und Haarpilze
	Sarcoptes scabiei var. hominis	Krätzmilbe
Darm	Escherichia coli und andere Enterbakterien	3MRGN, 4MRGN
	Enterokokken	VRE, LVRE
	Costridioides difficile	–
	Candida species	Hefepilz
Genitale	Escherichia coli und andere Enterobakterien	3MRGN, 4MRGN

Herkunft der Erreger	Name	Multiresistente Variante, Bemerkung
	Enterokokken	VRE, LVRE
	Gardnerella vaginalis	–
	Candida species	Hefepilz
Blut	Hepatitis B, C, HIV	–

20.3 Risikogruppen für Wäsche

20.3.1 »Hotelwäsche«

Dies ist die »normale Wäsche«, also von Patienten oder Bewohnern, die weder infiziert noch infektiös ist und somit lediglich das bevölkerungsübliche Risiko trägt.

20.3.2 Exkretwäsche

Die zweite Fraktion stellt die mit Sekreten und Exkreten durchtränkte Wäsche dar. Mit Exkreten und Sekreten durchtränkte Wäsche kann sehr hohe Keimzahlen enthalten, die jedoch nicht zwingend hochkontagiös sind.

Da textile Wäschesäcke bei Feuchtigkeit keimdurchlässig werden, muss die mit Exkreten befeuchtete Wäsche (zusätzlich) in einem dichten Plastiksack transportiert werden.

20.3.3 Wäsche zur besonderen Aufbereitung

Wäsche, die mit auf diesem Weg übertragbaren Erregern kontaminiert ist, wurde früher als »infektiöse Wäsche« bezeichnet, wird aber heute »Wäsche zur besonderen Aufbereitung« genannt. Dieser Begriff bedeutet, dass diese Wäsche in der Wäscherei in einer speziellen Maschine gewaschen wird. Gemeint sind hier vorrangig Erreger aus dem Katalog der Meldepflicht nach § 6 Infektionsschutzgesetz, die allerdings auch Ausbrüche, z. B. von Noro-Viren, umfasst. Entscheidend ist die Übertragungsmöglichkeit über Schmutzwäsche. Nach Ziffer 5.5 der TRBA 250 müssen Wäscherei und Einrichtung vereinbaren, wie die Wäsche zur besonderen Aufbereitung zu definieren ist. Beispielhaft seien die folgenden Erreger genannt: Cholera, Diphtherie, humane spongiforme Enzephalopathie (nicht hereditär und nur bei Liquorkontamination), akute Virushepatitis A bis E, hämolytisch-urämisches Syndrom (HUS) durch enterohämorrhagische Escherichia coli (EHEC), virusbedingtes hämorrhagisches Fieber (z. B. durch Marburg-, Ebola- oder Lassaviren), Masern, Menigokokkenmeningitis oder -sepsis, Milzbrand, Polio, Pest, Tollwut, Typhus und Paratyphus, Tuberkulose, Enteritis infectiosa, z. B. Salmonellen, Noroviren, Shigellen und verschiedene Erreger bei Ausbrüchen, z. B.: Krätzmilbe Skabies, Läuse, Adenoviren (Keratoconjunctivitis epidemica).

Diese Wäschefraktion kann nur korrekt aufbereitet werden, wenn ein desinfizierendes Waschverfahren nach Listung des RKI eingesetzt und mindestens jährlich kontrolliert wird. Die Kontrolle kann durch Einbringen von Temperaturaufzeichnungsgeräten (Thermologger, messen Temöperatur gegen die Zeit) und Bioindikatoren (Enterococcus faecium und Staphylococcus aureus in blutgetränkten Leinenlappen, die in »Wäschesäckchen«, kleinen Kuverts aus Leinen mit Klettverschluss gewaschen werden) erfolgen.

Abklatschuntersuchungen von frisch gewaschener, aber auch gelagerter Wäsche ergänzen diese Untersuchungen zum »Hygienezeugnis«.

20.4 Hygienische Anforderungen an die Wäscherei

Festzulegen sind Weg der Wäsche und die Lagerung der verschiedenen Wäschefraktionen:

- Anlieferung der Wäsche
- Qualität der Lieferung (Trockenheit, Freiheit von Flecken, Haaren etc.)
- Aufbereitung von Wagen und transportierende Kraftfahrzeuge (Reinigungs- und Desinfektionsplan)
- Produkt- und Prozesskontrollen (»Hygienezeugnis«; von der Wäscherei jährlich vorzulegen)

Die Wäschelogistik kann beispielsweise mit Wagen, die die reine Wäsche in der Einrichtung verteilt haben, auf dem Rückweg auch die Schmutzwäsche transportiert werden. In diesem Fall muss die Wäscherei eine desinfizierende Aufbereitung gewährleisten.

Wagen, die ausschließlich Schmutzwäsche bzw. ausschließlich reine Wäsche transportieren, können auch verwendet werden, benötigen aber einen erhöhten Ressourceneinsatz.

20.5 Anforderungen an die Wäscheentsorgung

Gebrauchte Wäsche muss nach den im Hygieneplan vorgegebenen Fraktionen getrennt gesammelt werden. Dabei müssen die Taschen geleert werden, da Fremdkörper wie z. B. Verbandscheren und Kugelschreiber große Schäden an der Maschine anrichten können. Natürlich darf auch kein Inkontinenzmaterial in die Wäsche geraten, denn das hat den gleichen Effekt wie ein Papiertaschentuch in der häuslichen Waschmaschine.

Wäsche, die in Isolierzimmern entsorgt werden soll, wird zweckmä-ßigerweise nach der »Doppelsack-Methode« gesammelt. Dabei wird ein Plastiksack über den textilen Wäschesack gestreift. So kann der äußere Sack einfach abgestreift und im Müll entsorgt werden. Alternativ kann der gefüllte Stoffsack in einen Plastiksack gesteckt werden, dabei ist Schutzkleidung zu tragen.

21 Tiere in stationären Einrichtungen

Tiere werden z. B. in der Psychiatrie, Onkologie, Kinderheilkunde und Palliativmedizin als »Pflegehelfer« zur Entspannung und Ablenkung eingesetzt. Neben schlichtem Vergnügen an der Abwechslung und Spaß mit den Tieren ohne ständige Verantwortung kann die Einbindung in die Tierhaltung auch Sinn gebend und aktivierend wirken.

21.1 Besuchsdienst

Hier kommen die Tiere, meist Hunde, die normalerweise in Haushalten leben, mit ihren Besitzern stundenweise zu Besuch. Neben dem Tierkontakt entsteht dabei ein menschlicher Kontakt zu den Besitzern. In der Regel findet der Kontakt außerhalb der Patientenzimmer statt.

21.2 Haltung

Eine andere zunehmend häufiger propagierte Art des Tierkontaktes ist die Haltung von einem Hund, einer Katze oder Vögeln durch die Einrichtung. In einigen Einrichtungen werden auch Nutztiere (vor allem Hühner, Schafe, aber auch Kühe, Pferde und Esel) gehalten, Patienten oder Bewohner, die es möchten und können, werden dabei aktiv in die Betreuung mit einbezogen.

21.3 Therapieformen mit Tieren

Beispiele sind die Hippotherapie (Schulung des Gleichgewichtssinnes und der Motorik auf entsprechend trainierten Pferden), aber auch andere Tiere, deren Betreuung z. B. als sinngebende Tätigkeit für Altenheimbewohner und psychisch Kranke eingesetzt wird.

Zunehmend setzen auch Ergo- und Physiotherapeuten Tiere, vor allem Hunde, bei ihrer Arbeit mit ein.

21.4 Risiken durch Tiere

21.4.1 Infektionen

Ektoparasitosen, Bakterien, Pilze und seltener Viren können von Tieren auf den Menschen übergehen. Werden Krankheitserreger von Tieren auf Menschen übertragen und die Menschen erkranken, wird von einer Zoonose gesprochen. Einige Zoonosen sind meldepflichtig, z. B. Tularämie (Hasenpest), auch die zoonotische Grippe (Vogelgrippe, Schweinegrippe).

In England wurde bei Salmonellenübertragungen in 37,8 % der Fälle regelmäßiger Kontakt mit kolonisierten Tieren ermittelt und auch die Ausbreitung von Vancomycin-resistenten Enterokokken (VRE) und MRSA ist zumindest teilweise durch Tierkontakt zu erklären.

Nach Tierbiss muss eine sorgfältige Wundversorgung mit Wundantisepsis stattfinden, da sonst das Risiko einer Wundinfektion mit Pasteurella multocida droht. Diese gramnegativen Stäbchen lösen schmerzhafte, wenig oder nicht eiternde Wundinfektionen aus.

21.4.2 Allergien und Verschlechterung von allergischen Zuständen wie z. B. Asthma

»Tierhaar«-Allergien (eigentlich Allergien gegen Speichel- und Urin-
bestandteile der Tiere) und Allergien gegen Stoffe in der Umgegend
der Tiere (z. B. Heu, Stroh) sind bei der Auswahl von Haustieren und
Tieren in der Therapie zu berücksichtigen. Nager sind hier häufiger
problematisch als Hund und Katze oder größere Tiere. Bei Asthma-
tikern ist zu beachten, dass auch Partikel in der Luft (z. B. Staub aus
Ställen) zu einem akuten Anfall führen können.

21.4.3 Unfallgefahr

Unfallrisiken ergeben sich durch Bisse, Kratzer oder Sturz über das
Tier. Wenige Studien untersuchten das Risiko quantitativ:

- Bei 10.000 Besuchsdienst-Einsätzen in Einrichtungen des Gesundheitsdienstes kam es in 19 Fällen (1,9 Promille) zu Unfällen, davon
  wiesen 2 (0,2 Promille) der Unfallopfer Knochenbrüche auf (Delta-
  Society, heute Pet Partners).
- In der Schweiz wurde eine Inzidenz an Biss- und Kratzverletzungen
  durch Haustiere von 325/100.000 Einwohner und Jahr (3,25
  Promille) abgeschätzt, von denen 60 % durch Hunde und 25 %
  durch Katzen verursacht waren (SWISS SENTINEL).
- USA: Katzen und Hunde versursachten Unfälle mit einer Inzidenz
  von 29,7/100.000 Einwohner (0,3 Promille, Beobachtungszeitraum
  1999–2006, Centers for Disease Control – CDC), Frauen waren als
  häufigere Versorger der Tiere etwa doppelt so häufig Opfer wie
  Männer.

21.4.4 Anforderungen an die Tiere

Die Tiere müssen in gutem gesundheitlichem Zustand sein. Hierzu
gehört ein guter Pflegezustand, Freiheit von Wunden, Durchimpfung
und ggf. eine regelmäßige Entwurmung. Dies wird erreicht durch eine

artgerechte Haltung sowie Berücksichtigung der Bedürfnisse der Tierart und des individuell gewählten Tieres.

Die Tiere in der Therapie müssen einen ungeschickten Handgriff vertragen können, sollten also gutmütig sein.

Weitere Informationen gibt es im Heft »Tiere in Einrichtungen des Gesundheitsdienstes und der Pädagogik«, 3. Auflage, Supportverlag des Institut Schwarzkopf, Aura an der Saale, 2018

Zum Umgang mit Tieren sollte im Hygieneplan festgelegt werden:

- Keine besondere Schutzkleidung erforderlich
- Vor Tierpflege Händewäsche, keine Desinfektion
- Nach Tierpflege Händedesinfektion
- Desinfektionsplan: Normalerweise keine Änderung des gewohnten Regimes, gezielte Desinfektion bei Körperflüssigkeiten
- Antisepsis bei Bissen oder Kratzwunden
- Indikationen und Kontraindikationen: Festlegung in allgemeiner Form, wer am Tierkontakt teilnehmen darf und wer nicht

22 Qualitätsmanagement und Hygiene

22.1 Rechtsgrundlagen

Sozialgesetzbücher V (Krankenhäuser, Rehakliniken, Arztpraxen) und XI (Pflegeheime)

22.2 Allgemeine Anforderungen

Jede Einrichtung des Gesundheitsdienstes ist verpflichtet, ein *Qualitätsmanagementsystem* aufzubauen und zu unterhalten. Die Nutzbarkeit und Qualität der Systeme an sich ist aber durchaus unterschiedlich. Der Aufwand des Qualitätsmanagements ist nur dann gerechtfertigt, wenn die Vorgaben knapp und praxisnah formuliert sind. Das gilt in besonderem Maße für die Belange der Hygiene. Denn nur wenn die einzelnen Dokumente schnell (< 2 Min.) aufzufinden und leicht praktisch umzusetzen sind, wird ein solches System auch genutzt werden.

Allerdings haben manche Auditoren, die von extern im Rahmen einer entsprechenden Zertifizierung Einrichtungen begehen und kritisieren, eher skurrile Vorstellungen von manchen Hygienemaßnahmen, was in der Regel auf schlichte Unkenntnis der mikrobiologischen Zusammenhänge zurückzuführen ist. Oder man fragt sich überhaupt, wie eine Zertifizierung zu Stande gekommen ist, der Skandal mit den Silikon-Brustimplantaten war ein leuchtendes Beispiel dafür.

Kein Wunder also, dass Gerichtsgutachter nichts auf Zertifikate geben, sondern sich stets, den Beweisfragen des Gerichtes folgend, einen eigenen Eindruck auf Basis des geltenden Rechts und des Standes der medizinischen Wissenschaft, vertreten durch die Empfehlungen der KRINKO, verschaffen. Dabei sind sie allerdings verpflichtet, auch jede Abweichung von den KRINKO-Empfehlungen auf Wirksamkeit zu prüfen, ist diese gegeben, wird es allein wegen der Abweichung nicht zu einer negativen Beurteilung führen.

Andererseits helfen QM-Systeme, Prozesse in einer Einrichtung zu vereinheitlichen. Beispielsweise wird erreicht, dass die Hautdesinfektion auf allen Stationen oder in allen Wohnbereichen gleich durchgeführt wird.

Der Hygieneplan und die Hygieneschulung der Mitarbeiter als gesetzlich geforderte Grundlagen stellen hierzu eine Grundvoraussetzung dar. Allerdings ist es die Aufgabe auch des Qualitätsmanagements, das Hygienekonzept zu begleiten und mit entsprechenden Qualitätsindikatoren zu unterstützen.

22.3 Formen der Qualität

Nach Donabedian werden drei Formen der Qualität unterschieden:

22.3.1 Strukturqualität

Hierunter werden vorhandene Ressourcen verstanden, auf die die Pflegekräfte zurückgreifen können, in Bezug auf die Hygiene heißt das:

- Ausgebildete Hygienefachkräfte und Hygienebeauftragte mit Stellenbeschreibung und Freistellung.
- Ein in formaljuristisch durch die Unterschrift der Leitung korrekt in Kraft gesetzter, detaillierter Hygieneplan mit Versionsnummer und Daten zum Eintritt der Gültigkeit und Revision.

- Ggf. Pflegestandards, die auch Angaben zu Hygienemaßnahmen enthalten, aber keinesfalls den Angaben im Hygieneplan widersprechen.
- Ggf. für die Medizinprodukteaufbereitung qualifizierte oder zumindest sorgfältig eingewiesene Mitarbeiter.
- Erforderliche Materialien (Lagerungsmittel, Aufbereitungsgeräte, Desinfektionsmittel etc.).

22.3.2 Prozessqualität

Die Prozessqualität beschreibt die Qualität der täglich ablaufenden Prozesse in der Pflege. Die Fehlerquote soll dabei minimiert werden. Bezogen auf die Hygiene bedeutet dies, dass alle Mitarbeiter den Hygieneplan kennen (Erreichung) und die darin beschriebenen Maßnahmen auch konsequent durchführen (Durchdringung). Ziel ist es, einen weitgehenden Automatismus der Abläufe zu erreichen, denn so kann gewährleistet werden, dass auch unter Stress zumindest die essentiellen Hygienemaßnahmen korrekt durchgeführt werden. Die Prozessqualität wird durch Surrogatparameter und Anwendungsbeobachtungen gemessen, die Ergebnisse bilden dann die Ergebnisqualität.

22.3.3 Ergebnisqualität

Durch regelmäßige Überprüfungen der Prozessqualität kann die Ergebnisqualität festgestellt werden. Angestrebt wird eine Optimierung der Ergebnisse, wobei keine Veränderungen notwendig sind, wenn das Ergebnis gut oder sehr gut ausgefallen ist.

Für bestimmte Bereiche der Hygiene, etwa nosokomiale Infektionen oder Händedesinfektionen, bietet das Krankenhaus-Infektionen-Surveillance-System (KISS) Vergleichswerte, die in einer größeren Anzahl von Krankenhäusern gewonnen wurden und zur Beurteilung der eigenen Leistungen herangezogen werden können. Das Institut für Qualität und Transparenz im Gesundheitswesen (IQTIG) kann postoperative Wundinfektionen sektorenübergreifend erfassen, d. h. eine Wundinfektion wird auch dann den Operateuren zugeschlagen, wenn der Patient zur Behandlung nur zum Hausarzt geht.

22.4 Qualitätsentwicklung über die Jahre

Nicht alle Qualitätsmanagementsysteme sind tatsächlich für das Gesundheitswesen geeignet oder prüfen nur wenig relevante Dinge, wie den korrekten Aufbau von Arbeitsanweisungen, ohne deren Inhalt zu berücksichtigen. Soll die Qualität wirklich verbessert werden, müssen die einzelnen Schritte der verschiedenen Prozesse kritisch hinterfragt und bei Bedarf umgestaltet werden. Für diese Aufgabe hat sich der *PDCA-Zyklus* nach Deming bewährt. Dessen vier Buchstaben stehen für

- *P*lan (Planung),
- *D*o (Handeln),
- *C*heck (Erfolg prüfen),
- *A*ct (Handeln mit korrigierenden Maßnahmen, falls aufgrund der Erfolgsprüfung erforderlich) (► Abb. 14).

Bezogen auf die Hygiene kann das so aussehen:

22.4.1 Plan

Die Hygienemaßnahmen werden nach Risikobewertung und einer pragmatischen Ablaufgestaltung sorgfältig geplant. Ggf. können schon hier Ausnahmeregelungen getroffen werden, zum Beispiel ist es heute zulässig oder sogar gewünscht, in verschiedenen Risikobereichen unterschiedlich mit multiresistenten Erregern umzugehen (siehe 3MRGN-Regelung).

Die in den Dokumenten verwendeten Begriffe (z. B. Barrierepflege, Schlussdesinfektion) in den Arbeitsanweisungen müssen genau definiert sein. Ausführende Mitarbeiter sind geeignet qualifiziert oder

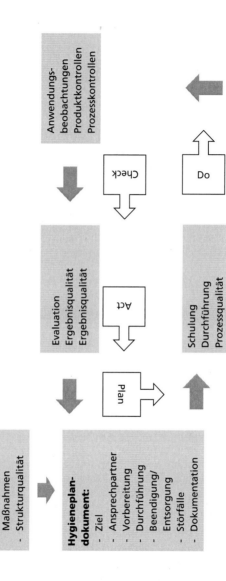

Abb. 14: Allgemeine Darstellung des PDCA-Zyklus für Hygienemaßnahmen

Risikobewertung:
- Erreger?
- Allgemeinzustand Betreute
- Mögliche Maßnahmen
- Strukturqualität

Hygieneplandokument:
- Ziel
- Ansprechpartner
- Vorbereitung
- Durchführung
- Beendigung/ Entsorgung
- Störfälle
- Dokumentation

Evaluation
Ergebnisqualität
Ergebnisqualität

Anwendungsbeobachtungen
Produktkontrollen
Prozesskontrollen

Schulung
Durchführung
Prozessqualität

Plan

Do

Check

Act

zumindest gründlich eingewiesen und werden regelmäßig geeignet fortgebildet.

Bezogen auf eine Einrichtung heißt das:

- Der Hygieneplan ist erstellt und wird bei Bedarf ergänzt. Auf jeden Fall findet einmal jährlich eine Revision statt, in der geprüft wird, ob die zitierten Rechtsgrundlagen und die Inhalte noch aktuell sind.
- Neue Mitarbeiter erhalten vor Aufnahme der Tätigkeit die Belehrung gemäß § 14 BiostoffV (gilt auch für Praktikanten, siehe Anhang 3 TRBA 250), wenigstens einmal jährlich eine Hygieneschulung und bei Bedarf die Wiederbelehrungen gemäß § 43 IfSG (»Lebensmittelbelehrung«).
- Ein Probenplan gibt Auskunft über den geplanten Zeitpunkt der mikrobiologischen Überprüfungen des Hygienestandards (siehe unten).
- Sitzungen der Hygienekommission und/oder des Qualitätszirkels Hygiene sind geplant.
- Die Hygienekommission hat eine Geschäftsordnung, aus der die Aufgaben, Mitglieder, Beschlussfähigkeit und Tagungshäufigkeit hervorgehen.

22.4.2 Do

Die Maßnahmen werden von den Mitarbeitern gemäß Hygieneplan oder unter Berücksichtigung des Hygieneplans durchgeführt. Die Information über Infektionen in der Einrichtung sowie geplante Anschaffung von Medizinprodukten erreicht die Hygienefachkräfte oder Hygienebeauftragten zeitnah (internes Meldewesen).

Individuell eventuell notwendige Abweichungen werden nach Rücksprache mit den behandelnden Ärzten und/oder Risikobewertungen durchgeführt und individuell dokumentiert.

22.4.3 Check

Die Wirkung von Hygienemaßnahmen wird überwacht. Geeignete Prüfverfahren geben Auskunft, ob und welche Fortschritte erzielt wurden. Die Evaluation ist so transparent (für die Mitarbeiter verständlich) wie möglich. Dies kann z. B. durch Anwendungsbeobachtungen, aber auch Begehungen geschehen.

Mikrobiologische Proben, soweit erforderlich, werden gezogen und die Befunde ausgewertet. In Krankenhäusern und Einrichtungen für ambulantes Operieren wird die gesetzlich vorgeschriebene Surveillance der nosokomialen Infektionen, Erregerresistenzen und Antibiotikaverbrauchsdichte durchgeführt. Jährlich wird ein internes Hygieneaudit in jedem Bereich durchgeführt, bei dem einerseits der Hygieneplan auf Aktualität überprüft wird, andererseits aber auch bauliche Mängel (z. B. gerissene Silikonfugen) und Hygienefehler erfasst werden.

22.4.4 Act

Die Ergebnisse der Prüfverfahren werden regelmäßig ausgewertet und bereichsbezogen kommuniziert. Falls erforderlich, kommt es zur Korrektur der Maßnahmen. Die Prüfergebnisse werden fortlaufend dokumentiert. Die Prüfergebnisse werden im Qualitätszirkel besprochen.

Um die Maßnahmen korrigieren zu können, muss natürlich über mögliche Änderungen nachgedacht werden (PLAN), eine Arbeitsanweisung formuliert und der Inhalt umgesetzt werden (DO), dann erfolgt wieder die Erfolgskontrolle (CHECK) und gegebenenfalls muss noch mal nachjustiert werden (ACT). Und so kreist der Zyklus so lange, bis der Prozess optimiert ist.

22.5   Jährliches internes Audit

Der Erfolg eines Qualitätsmanagementsystems und dessen Aktualität wird in so genannten Audits (audire = hören auf lateinisch) geprüft. Um die zuständigen Behörden, nämlich Gesundheitsamt und Gewerbeaufsicht zufrieden zu stellen, muss ein Hygienekonzept auf dem aktuellen Stand der Technik und medizinischen Wissenschaft beruhen. Daher ist vorgegeben, jährlich den Hygieneplan auf Aktualität zu überprüfen. Denn in einem Jahr kann sich viel geändert haben: Z. B. können neue Desinfektionsmittel eingeführt worden sein (eventuell nur ein zusätzliches für ein allergisches Mitglied des Pflegepersonals), neue Medizinprodukte wurden angeschafft, für die noch Aufbereitungsanweisungen zu erstellen sind oder es gibt neue Vorgaben der KRINKO. Vielleicht wurde auch ein neuer Arbeitsbereich aufgebaut, z. B. die Etablierung einer Palliativstation oder die Einführung tiergestützter Therapie.

22.5.1 Ablauf

Vorab sichtet man die Ergebnisse der mikrobiologischen Überprüfung des Hygienestandards (▶ Kap. 23.1 ff.). Dazu kommen dann die Begehungsberichte und Anwendungsbeobachtungen, die Auswertung der Patienten- oder Bewohnerbefragungen und die Sammlung möglicher Probleme, z. B. Kommunikation mit Schnittstellen.

Die Ergebnisse werden bereichsbezogen ausgewertet, geeignet zusammengefasst und bereichsbezogen kommuniziert. Dann werden mit den Pflegekräften vorzunehmende Änderungen besprochen. Schulungen werden praxisnäher und somit interessanter für die Mitarbeiter, wenn auf die Daten der Überprüfungen, z. B. den gemessenen Händedesinfektionsmittelverbrauch, zurückgegriffen werden kann.

Einfließen müssen auch Protokolle der letzten Begehungen von Behörden (auch MDK) mit der Frage, ob die darin enthaltenen Auflagen oder Anregungen umgesetzt wurden. Alternativ kann auch Widerspruch eingelegt werden, wenn die Maßnahmen nicht angemessen sind. Dazu wird meist ein Krankenhaushygieniker als Gutachter beigezogen.

22.5.2 Bereinigung des Hygieneplans

Der Hygieneplan soll nur das abbilden, was tatsächlich passiert, also weder, was mal passierte noch was passieren könnte. Folglich werden benötigte Dokumente ergänzt oder aktualisiert und überflüssig gewordene Dokumente aus dem Hygieneplan entfernt.

Natürlich kann man auch zu dem Schluss kommen, dass nichts zu ändern ist. Dennoch ist ein Protokoll zu erstellen, aus dem hervorgeht, dass eine Revision stattgefunden hat, wer sie durchgeführt hat und in welchem Zeitraum das geschah.

23 Untersuchungen zur Dokumentation des Hygienestandards

23.1 Rechtsgrundlagen

- MPBetreibV
- TRBA 250
- KRINKO/RKI: »Anforderungen an die Hygiene bei der Reinigung und Desinfektion von Flächen«

23.2 Allgemeine Anforderungen

Ein Reinigungs- und Desinfektionsplan ist gut und schön, muss aber auch korrekt umgesetzt werden. Hier gilt: »Vertrauen ist gut – Kontrolle ist besser«. Hygienefachkräfte und Hygienebeauftragte müssen daher über das Jahr verteilt verschiedene Untersuchungen durchführen, die belegen, dass die Reinigung und Desinfektion gut funktioniert. Auch die Aufbereitung von Medizinprodukten sollte wenigstens einmal jährlich kontrolliert werden.

23.3 Formen der Kontrolle

Man unterscheidet Prozess- und Produktkontrolle.

23.3.1 Prozesskontrolle

Eine Prozesskontrolle kontrolliert den Erfolg eines Aufbereitungsprozesses anhand standardisierter Voraussetzungen. Da bei Desinfektionsprozessen die Reduktion von Mikroorganismen tragende Bedeutung hat, werden hierfür Prüfkörper eingesetzt, die eine definierte Anzahl (z. B. 10^7 KBE) von Prüfkeimen (z. B. *Enterococcus faecium*, *Staphylococcus aureus*) in einer Prüfanschmutzung (z. B. Blut) enthält. Mit diesen auch als Bioindikatoren bezeichneten Prüfkörpern, die es in verschiedenen Formen gibt, kann der Erfolg des Prozesses, also die Reduktion der Prüfkeime, gemessen und festgestellt werden, ob der Prozess die Anforderungen erfüllt.

Typische Bioindikatoren sind kleine Leinenkuverts (»Wäschesäckchen«), in denen sich ein blutgetränkter und mit E. faecium und S. aureus kontaminierter Leinenstreifen befindet und die z. B. in Kasack-Taschen gesteckt werden. Sie dienen der Überprüfung von desinfizierenden Waschverfahren.

Entsprechend gibt es kontaminierte Edelstahlkeimträger zur Überprüfung von Geschirrspülmaschinen, Steckbeckenspülern und anderen maschinellen Aufbereitungsprozessen, bis hin zu einem Endoskop-Dummy mit entsprechenden Kontaminationsmöglichkeiten.

Heute ist die Prüfung mit Bioindikatoren meistens qualitativ, das heißt, der Bioindikator muss im Labor negativ sein, also kein Prüfkeim darf mehr wachsen.

Bei Prozesskontrollen wird stets eine Kontrolle mitgeführt, also ein Bioindikator, der nicht aufbereitet wird und zeigen soll, dass die Prüfkeime nicht beim Transport abgetötet wurden.

23.3.2 Produktkontrolle

Hier wird das Endprodukt eines Prozesses kontrolliert, z. B. eine desinfizierte Fläche oder ein desinfiziertes Medizinprodukt. Hier werden Nachweisverfahren gebraucht, die noch vorhandene potentielle Erreger sichtbar machen. Typische Produktkontrolle ist die Abklatschplatte, die sehr breit eingesetzt werden kann, vom Handabklatsch zur Kontrolle der Flächendesinfektion bis hin zu Resten mikrobiologischer Belastung auf einer aufbereiteten Klobrille. Bei

Winkeln sind Abklatschplatten nicht brauchbar, hier werden Abstrichtupfer eingesetzt.

Endoskopkanäle werden durchspült und die Spüllösung dann mikrobiologisch untersucht.

Zu den Produktkontrollen gehören auch Wasserproben und Proben der Lösung aus Desinfektionsmittel-Mischautomaten.

Diese mikrobiologischen Kontrollen werden quantitativ (Gesamtkeimzahl/cm^2 oder 25 cm^2 oder ml) und qualitativ (Welche Bakterien oder Pilze?) untersucht und entsprechend kommen die Befunde.

Eine Variante der Produktkontrolle sind Fluoreszenz-Farbstoffe, die an versteckten Stellen angebracht werden können. Arbeitet die Reinigungskraft gründlich, ist der Farbstoff nicht oder nur noch minimal mit der UV-Lampe nachzuweisen. Seltener angewandte Spielarten des Verfahrens sind die Biolumineszenzmethode oder die Biuretmethode.

23.3.3 (Anlassbezogene) Sondermessungen

Im OP und bei Verdacht auf Schimmelpilzbefall werden Raumluftmessungen durchgeführt. Dabei wird eine Luftprobe auf Nährböden gesaugt, diese dann ausgewertet und das Ergebnis auf ein Kubikmeter hochgerechnet.

Alternativ können offene Nährböden eine Stunde lang stehen und werden dann bebrütet. Das ist natürlich weniger sensitiv als die Luftkeimsammlung.

23.4 Erfassung des Händedesinfektionsmittelverbrauchs/Anzahl der Händedesinfektionen

Auch ohne die durchaus empfehlenswerte Teilnahme an der »Aktion saubere Hände« und/oder dem »HAND-KISS« kann die Anzahl der

Händedesinfektionen pro Patiententag oder Bewohnertag wie folgt ermittelt werden:

- X = Anschaffung Händedesinfektionsmittel in Litern im Beobachtungszeitraum (z. B. Kalenderjahr)
- Multipliziert mit 1.000 ergibt sich ein Gesamtverbrauch von X.000 ml, die durch 3 ml (der unterstellten durchschnittlichen Verbrauchsmenge bei einer Händedesinfektion) geteilt werden und damit
- Y = X.000 ml/3ml unter Wegkürzen der ml die Anzahl der Händedesinfektionen Y ergeben.
- Im nächsten Schritt werden die Behandlungs- oder Bewohnertage (BT) gegengerechnet:
- Y/BT = Z = Anzahl der Händedesinfektionen pro Behandlungstag. Diese Aussage ist eine Abschätzung, wie oft bei der Versorgung eines Patienten oder Bewohners an einem Tag Hände desinfiziert wurden, allerdings nicht, wem die Hände gehörten.

Eine sinnvolle Ergänzung sind Anwendungsbeobachtungen zur Compliance der Händehygiene beim Personal.

Weiterführende und zitierte Literatur

ABAS (Hrsg). Technische Regeln für biologische Arbeitsstoffe (TRBA)

Deming WE. Out of the Crisis. Massachusetts Institute of Technology, Cambridge 1982, ISBN 0-911379-01-0

Donabedian A. Evaluating the Quality of Medical Care. The Milbank Memorial Fund Quarterly, Vol. 44, No. 3, Pt. 2, 1966 (pp. 166–203)

Forrester JA, Holstege CP, Forrester JD. Fatalities from venomous and nonvenomous animals in the United States (1999–2007) Wilderness Environ Med. 2012 Jun;23(2):146–52. doi: 10.1016/j.wem.2012.02.012

Jassoy C, Schwarzkopf A (Hrsg). Hygiene, Mikrobiologie, Infektiologie. 3. Auflage. Thieme-Verlag Stuttgart, 2018

Matter HC, Sentinella Arbeitsgemeinschaft. The epidemiology of bite and scratch injuries by vertebrate animals in Switzerland. Eur J Epidemiol. 1998 Jul;14(5):483–90

Robert-Koch-Institut (Hrsg.): Empfehlung der Ständigen Impfkommission (STIKO)

Schwarzkopf A, v. Rheinbaben F, Schwarzkopf C. Kursbuch für Hygienebeauftragte Ärzte, 2. Auflage, Supportverlag Institut Schwarzkopf, Aura an der Saale, 2017

Schwarzkopf A. Praxiswissen für Hygienebeauftragte. 4. Auflage. Kohlhammerverlag 2015

Schwarzkopf A. Multiresistente Erreger im Gesundheitsdienst. 2. Auflage. Mhp-Verlag Wiesbaden, 2016

Schwarzkopf A. Tiere in Einrichtungen des Gesundheitsdienstes und der Pädagogik. 3. Auflage. Supportverlag Institut Schwarzkopf, Aura an der Saale, 2018

v. Rheinbaben F, Schwarzkopf A. Grundlagen der Lebensmittelmikrobiologie und Lebensmittelvirologie, Umgang mit Lebensmitteln. Supportverlag Institut Schwarzkopf, Aura an der Saale, 2012

Stichwortverzeichnis